Pilates gegen Osteoporose

Kontakt Autorin:
DIE PILATISTEN
Kristina Dietrich
Roßplatz 12
04103 Leipzig
www.pilatisten.de
office@pilatisten.de

Allgemeine Hinweise

Aus Gründen der besseren Lesbarkeit wird bei Personenbezeichnungen die männliche Sprachform verwendet. Gemeint ist sowohl die männliche als auch die weibliche und die diverse Form. Selbstverständlich sind immer sowohl Übungsleiter und Übungsleiterinnen oder Teilnehmer und Teilnehmerinnen gemeint.

Das vorliegende Buch wurde sorgfältig erarbeitet. Dennoch erfolgen alle Angaben ohne Gewähr. Weder die Autorin noch der Verlag können für eventuelle Nachteile oder Schäden, die aus den im Buch vorgestellten Informationen resultieren, Haftung übernehmen.

Sollte diese Publikation Links auf Webseiten Dritter enthalten, so übernehmen wir für deren Inhalte keine Haftung, da wir uns diese nicht zu eigen machen, sondern lediglich auf deren Stand zum Zeitpunkt der Erstveröffentlichung verweisen.

Das ganzheitliche Training für gesunde Knochen

KRISTINA DIETRICH

PILATES GEGEN OSTEOPOROSE

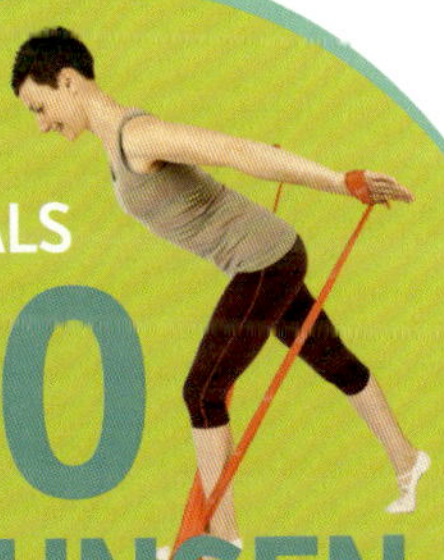

MEHR ALS

100

ÜBUNGEN

MIT & OHNE SPORTGERÄTE

MEYER & MEYER VERLAG

Pilates gegen Osteoporose

Bibliografische Information der Deutschen Nationalbibliothek
Die Deutsche Nationalbibliothek verzeichnet diese Publikation in der Deutschen Nationalbibliografie; detaillierte bibliografische Details sind im Internet über <www.dnb.de> abrufbar.

Meyer & Meyer Fachverlag & Buchhandel GmbH
Von-Coels-Straße 390, 52080 Aachen
www.dersportverlag.de

2. aktualisierte Auflage 2025

Member of the World Sport Publishers' Association (WSPA)

Gesamtherstellung (Druck): Print Consult GmbH, München, www.printconsult.de

FSC www.fsc.org MIX Papier | Fördert gute Waldnutzung FSC® C106855

ISBN: 978-3-8403-7841-6

Bei Fragen zur Sicherheit unserer Produkte wenden Sie sich bitte an: kontakt@m-m-sports.com.

INHALT

Ich freue mich, dass du dich entschieden hast, mit diesem Programm aktiv etwas für deine Knochen zu tun und Osteoporose vorzubeugen.

Um dich auf deinem Weg zu begleiten, stehen auf meiner Website drei Videoreihen als Downloads zur Verfügung, die ergänzend zu den Übungen im Buch als Material genutzt werden können. Du kannst sie als Buchkäufer/in zu einem Spezialpreis nutzen.

Scanne dazu den QR-Code und gib im Bestellprozess „BuchPilates23" ein. Ich wünsche dir viel Erfolg beim Üben!

Hier geht es zur Website:

Vorwort

Über 6,3 Millionen Deutsche leiden an Osteoporose. Die Krankheit sorgt gerade in der älter werdenden Weltbevölkerung durch unvermittelt auftretende Knochenbrüche und die erst spät gestellte Diagnose für steigende Besorgnis. Denn „the Silent Thief" kündigt sich nicht an.

Kristina Dietrich, ausgebildete Osteoporose-Fachtrainerin und Bewegungspädagogin für die Pilates-Methode sowie Faszien- und Fitnesscoach in Leipzig, möchte in diesem Buch zeigen, woher Osteoporose kommen kann, wie sie entsteht und möchte vor allem Tipps geben, was sich alles dagegen tun lässt.

Mit drei eigens entwickelten, reich bebilderten Trainingsprogrammen, jeder Menge Tipps und Tricks für ein gelungenes Warm-up und sinnvoll begleitende Trainingsgeräte zeigt Kristina den Ausweg aus der Diagnose „Endstation Osteoporose". Gewohnt ganzheitlich informiert sie über Wissenswertes rund um den persönlichen Lebenswandel, eine angemessene Ernährung, notwendiges körperliches und hormonelles Hintergrundwissen und stattet die Leser so mit den notwendigen Basics aus, um zu Hause aktiv werden zu können. Es gilt: Nur wer rastet, der rostet.

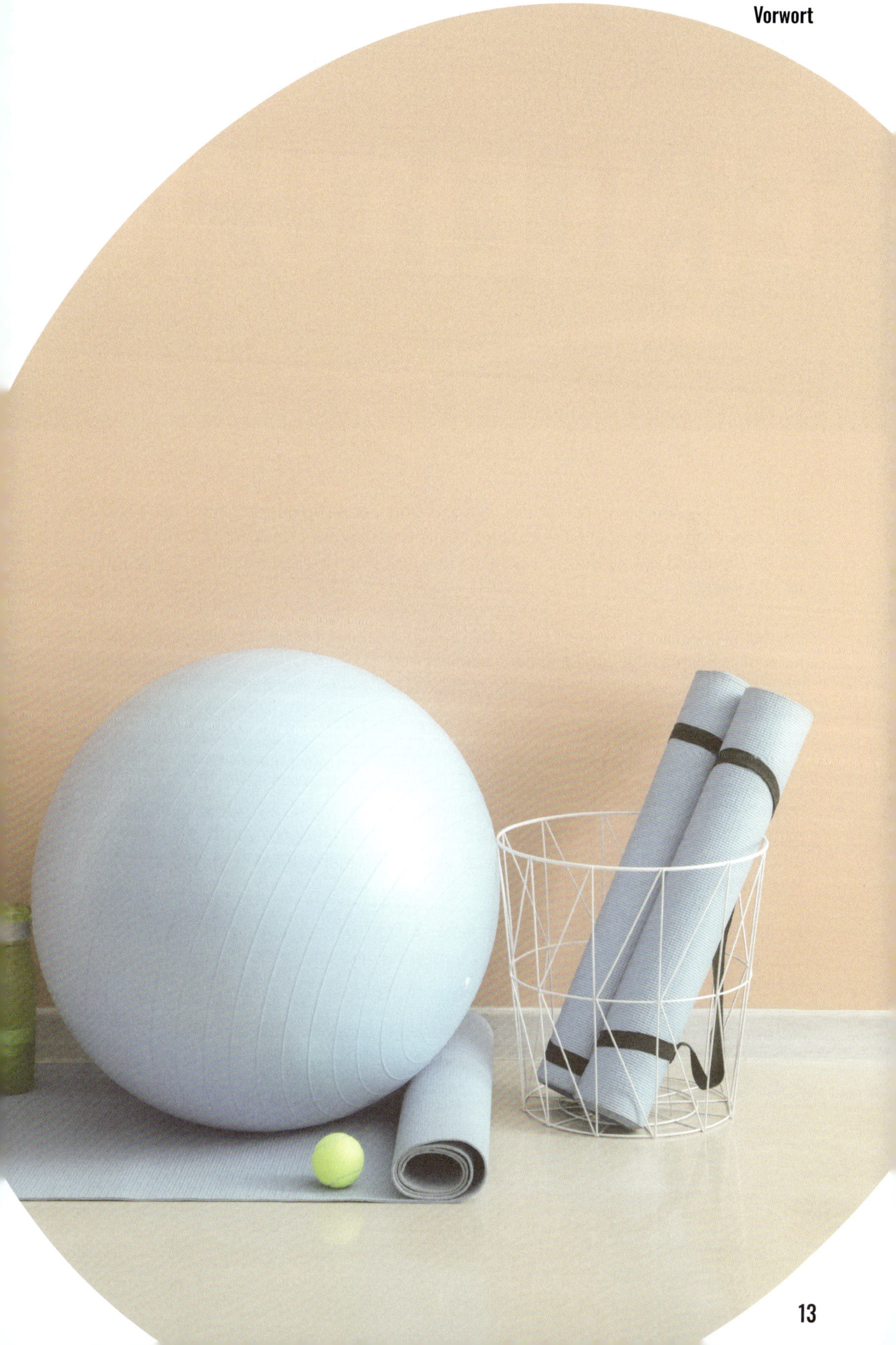

EINLEITUNG

Rund 6,3 Millionen Menschen in Deutschland sind von Osteoporose („brüchige Knochen") betroffen. Tendenz: steigend. Gleichzeitig ist die Osteoporose oftmals noch nicht in dem Fokus der Aufmerksamkeit, der ihr eigentlich gebührt, wenn Volkskrankheiten betrachtet und erörtert werden.

Bei den Recherchen zu meinem Buch überraschte mich darüber hinaus, wie viele Kinder und Jugendliche bereits mit Lücken in der maximal erreichbaren Knochendichte ins Erwachsenenleben starten, also diese wahrscheinlich nie erreichen werden. Keine günstigen Voraussetzungen für das Alter!

Gleichzeitig bewegt mich als Mensch, Frau und Mutter die Rolle der Frau, wenn es an Osteoporose geht: Aufgrund der weitreichenden hormonellen Umstellungen, die mit dem weiblichen Zyklus, mit Schwangerschaft und Stillzeiten sowie Alterungsprozessen und der Menopause einhergehen, sollten bereits Frauen in ihren Endzwanzigern und Dreißigern auf eine gute Knochendichte achtgeben und diese durch spezifisches Training zielgerichtet fördern. Hier will ich mit meinem Buch ansetzen.

Ich biete in diesem Buch den Lesern jeden Alters spezifische, aufeinander aufbauende Übungsprogramme an, die zu Hause gut umsetzbar sind und echte Erfolge in puncto Knochenqualität und -dichte schaffen.

Wichtig: Die Programme sind zur Prävention und bei Betroffenheit einsetzbar.

Stimmen zum Osteoporose-Training

Seit 2018 trainiere ich ,70 Jahre alt, wöchentlich regelmäßig bei den Pilatisten. Aufgrund der individuellen Betreuung durch die sehr netten und gut ausgebildeten „Pilatistinnen", ist meine komplette Muskulatur wesentlich stabiler geworden und die Übungen werden auf meine individuellen Bedürfnisse abgestimmt. Ich bekomme auch immer Anleitungen, welche Übungen ich zusätzlich zu Hause durchführen kann, um das Ergebnis noch zu optimieren. Das Studio ist immer auf dem aktuellen Stand, es werden ständig neue Kurse und auch Workshops angeboten. Ich möchte auf dieses Training nicht verzichten, da es sich auch auf den gesamten Gesundheitszustand positiv auswirkt und ich kann es jedem nur empfehlen, unabhängig vom Alter!

Beate K.

Was bringt mir das Training? Messbare Verbesserung meiner Osteoporose und viel Spaß beim Training mit qualifizierten Mitarbeiterinnen.

Petra R.

Erstens macht mir das Training bei euch Spaß. Und dazu macht es mich zuversichtlich, dass sich meine Knochen wieder aufbauen können, weil ich merke, dass dieses Training sehr effektiv ist und im Körper ganz gezielt die Selbstheilungskräfte mobilisiert werden. Außerdem ist das Maß der Anstrengung - kräftemäßig und vom Zeitlichen her - wunderbar ausgewogen. Vielen Dank für euren Einsatz!

Monika H.

„Mein Pilates verleiht mir immer wieder Beweglichkeit, Koordination und Kraft für ein bewegtes Älterwerden. Pilates ist für mich auch Lebensfreude."

Marlene K.

Das Training mit Kristina und ihrem Team ist seit 5 Jahren ein fester Bestandteil meiner Woche. Die Trainer sind nicht nur „Körper-Helden", sondern auch eine Wohltat für die Seele. Durch das regelmäßige und zielgerichtete (Personal-)Training mit Kristina und ihrem Team habe ich es geschafft, nach einem operierten Bandscheibenvorfall schmerzfrei zu sein. Das speziell auf mich abgestimmte Training hat mich unter anderem mit einem tollen Körpergefühl durch die Schwangerschaft gebracht. Ich freue mich auf das Training bei den Pilatisten und die wertvolle Zeit, die ich mir und meinem Körper schenke. Meine wertvolle Me-Time als frischgebackene Mama investiere ich sehr gern in ein Training.

Peggy L.

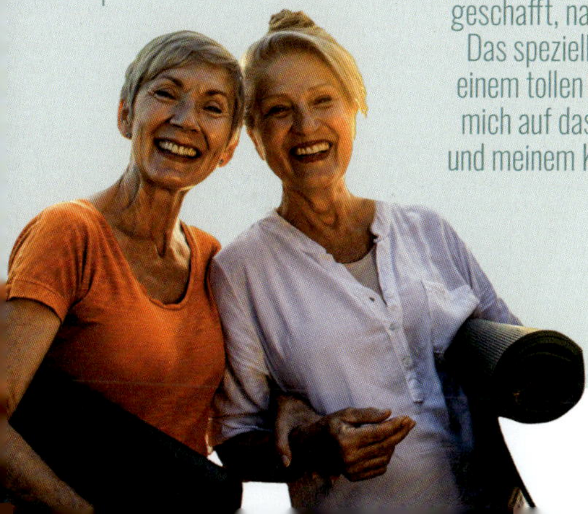

KAPITEL 1

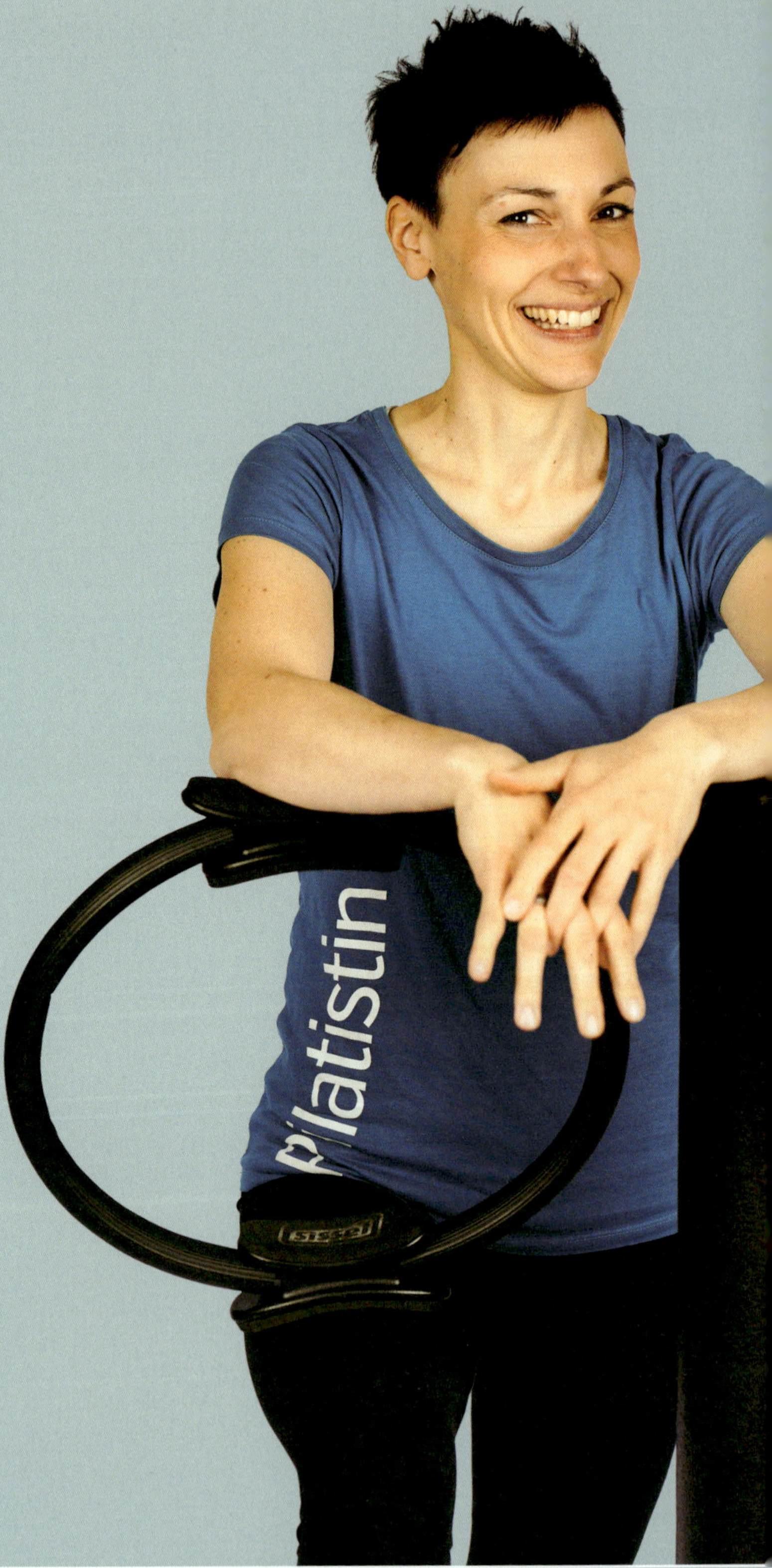

Kapitel 1

Wie entsteht gesunder Knochen und warum baut er ab?

Osteoporose ist als Knochenräuber und Krankheit brüchiger, bröseliger Knochen unrühmlich bekannt geworden. Um besser verstehen zu können, was Knochen ist und was einen gesunden vom kranken Knochen unterscheidet, soll es in diesem Kapitel um das faszinierende „Material" in uns allen gehen.

1.1 Geniales Konstrukt Knochen

Wer an Knochen denkt, hat meist etwas sehr Hartes, Stabiles, gegebenenfalls Holziges im Sinn. Das ist auch richtig, muss er doch großen Kräften standhalten, stützen und Schutz bieten. Genial: Trotzdem ist dieses einzigartige Konstrukt Knochen flexibel. Knochen lebt; er ist je nach Funktion im Körper mehr oder minder biegsam und als Teil des Bindegewebes zudem stetigen Auf- und Abbauprozessen, dem sogenannten *„Remodeling"*[1] (Schünke, Schulte & Schumacher, 2014, S. 16) unterworfen.

Der Kreislauf von Aufbau und Abbau wird durch ausgeklügelte Zellprozesse gesteuert; Knochenzellen wie die Osteoklasten sind am Abbau von Knochen beteiligt. Sie geben die „mineralreiche und kollagenfaserhaltige Knochengrundsubstanz" (Zalpour, 2002, S. 80) ab. Osteoblastische Zellen im Knochen helfen beim Aufbau, z. B. bei minimalen Schäden am Knochen, Rissen usw.

Idealerweise sollte sich dabei abgebaute und aufgebaute Knochenmasse die Waage halten.

Ein gesunder Knochen besteht aus ausreichend dicker Knochenhaut (Periost), einem vielfältigen, dicken Netzwerk aus Knochenbälkchen (sogenannte *Trabekel*), die miteinander in Verbindung stehen und einer dicken Knochenaußenschicht (sogenannte *Kompakta*). Sowie aus der sogenannten *Knochenmatrix*[2]; der Knochensubstanz mit Kollagenmolekülen[3] sowie Kalksalzen; also Kalzium und Phosphat (Zalpour, 2002, S. 78). Alle diese Punkte geben Aufschluss über die Qualität des Knochens.

Durch die vorgenannten Eigenschaften ist der Knochen stark belastbar, aber gleichzeitig elastisch und kann auf vielfältige Belastung jeweils passend reagieren.

Bei einem an Osteoporose erkrankten Knochen lassen sich deutliche Unterschiede feststellen: Knochenhaut und äußere Knochenschicht wirken dünn, porös, ohne Gleichmäßigkeit. Die Knochenbälkchendichte (Trabekel) hat deutlich abgenommen, verbindende Knotenpunkte sind sichtbar weniger. Auch die Mineralisation im Knochen und die Anhäufung der Kollagenmoleküle ist ungenügend (Bartl & Bartl, 2021, S. 70). Sichtbar wird zudem, dass der Durchmesser des Kortikalis[4] abnimmt und der des Knochenmarkraums zunimmt (Zalpour, 2002, S. 573).

1 *Remodelling: Auf-, Abbau- und Umbauprozesse im Knochen.*

2 *Knochenmatrix: Organische Grundsubstanz des Knochens.*

3 *Kollagenmoleküle: Faserbestandteile im Knochen aus langkettigen Strukturproteinen.*

4 *Kortikalis: Knochenrinde.*

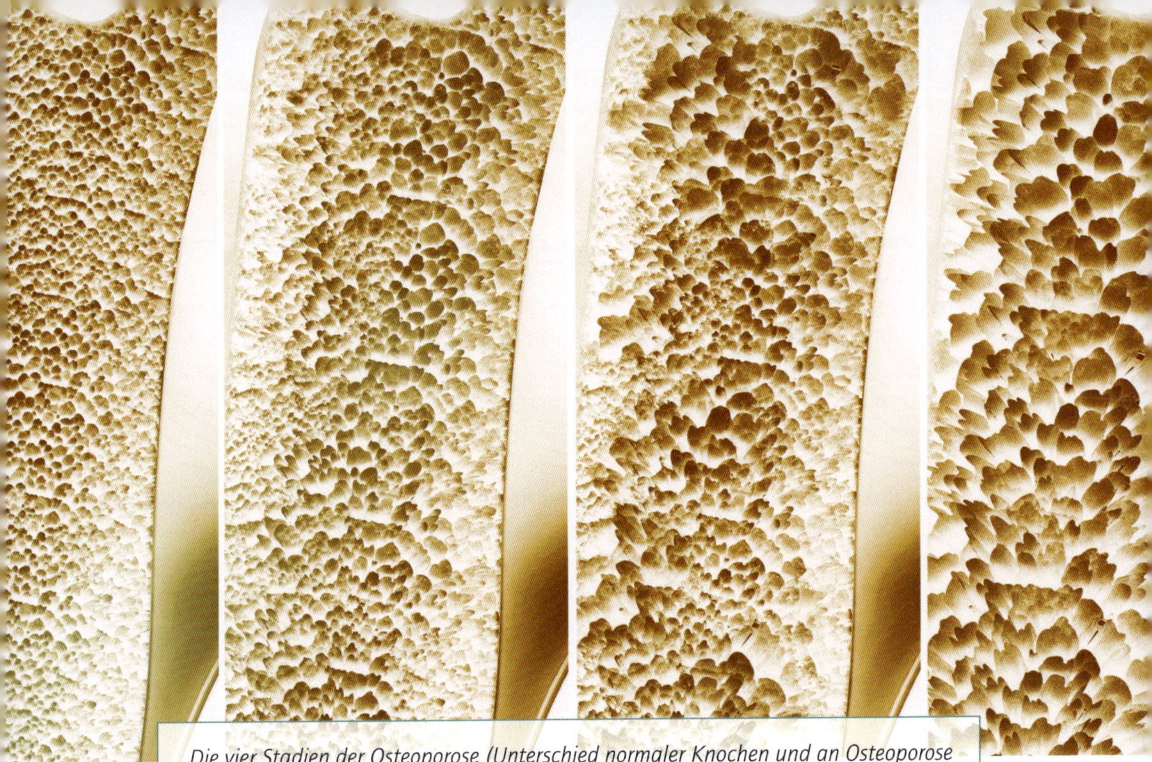

Die vier Stadien der Osteoporose (Unterschied normaler Knochen und an Osteoporose erkrankter Knochen)

Abb. 1

1.2 Knochenaufbau und Knochenabbau

» Wie entsteht nun Knochen?

Der Aufbau der Knochenmasse wird von Geschlechtshormonen und Wachstumshormonen des endokrinen Systems[5] gesteuert.

Grundsätzlich gilt: Über die Belastung am Knochen werden mittels Druck, Zug und Belastung elektrische Ladungswirkungen im Knochen in Gang gesetzt, die zu einer Umverteilung von Ladung im Gewebe führen und somit zur Anlagerung von Kalzium und dadurch Zuwachs des Knochens führen, der sogenannten *piezoelektrischen Wirkung* (Zalpour, 2002, S. 572). **Daraus erschließt sich direkt: Über Sport und Bewegung findet Knochenaufbau statt.**

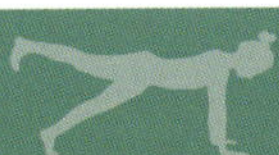

Über sportliche Betätigung und Bewegung findet Knochenaufbau statt.

5 *Endokrines System: Endokrine Organe wie Drüsen, Hormondrüsen und verstreut liegende Zellen, z. B. im Herzen oder der Niere; Steuerung komplexer Körperfunktionen und Lebensvorgänge mithilfe von Botenstoffen.*

Seltener denken wir darüber jedoch nach, dass wir alle schon im Mutterleib Knochen aufbauen: Schon in der Schwangerschaft und Stillzeit beeinflusst uns, wie sich unsere Mütter ernährten, wie viel Kalzium[6] sie während der Schwangerschaft für den Knochenaufbau des Fötus mobilisieren konnten und wie viel sie zur Stillzeit in die gegebene Muttermilch mineralisierten. Auch, ob es Unterbrechungen der Stillzeit gab, eine alternative Ernährung mit der Flasche stattfand oder welche etwa die Kalziumgabe beeinflussenden Erkrankungen unsere Mütter ihrerseits ausgesetzt waren (vgl. Kap. 2.4.1).

Schon unter diesem Eindruck wachsen Kinder mit unterschiedlichem „Bone-Mass-Index"; also unterschiedlicher Knochendichte, heran. Es scheint folgerichtig, dass sie nur das, was sie an Knochendichte „überliefert" bekamen und das, was sie zusätzlich in ihrer Kindheit und Jugend aufbauen konnten, mit ins Erwachsenenalter nehmen können. Bedeutsam: In der Wachstumsphase wird die Form, aber auch der Aufbau und die Stabilität des Knochens ausgebildet. Zwischen dem 25. und 30. Lebensjahr endet der Knochenaufbau, dann haben wir unsere „maximale Knochendichte" erreicht.

Die ausreichende Zufuhr von Vitaminen und Mineralstoffen, eine hormonelle Balance im Körper und vielseitige Bewegung sind essenziell, um die maximal mögliche Knochendichte und Knochenfestigkeit sowie eine dicke Knochenrinde aufbauen zu helfen.

Auch Phasen längerer Erkrankung (wie z. B. mit Morbus Crohn, juveniler Arthritis, Niereninsuffizienzen, Anorexia nervosa etc.) haben Einfluss auf die Mineralisation und den Aufbau einer hohen Knochendichte. Ein Beispiel: Erhielten Kinder oder Jugendliche eine Kortisontherapie mit Glukokortikoiden[7], muss unter Umständen mit einer daraus resultierenden niedrigeren Knochendichte gerechnet werden (Dieterich, 2019, S. 4).

Auch durch anderweitige Änderungen im Lebenswandel wie Mangel- oder Fehlernährung, Nikotin- und/oder Alkoholkonsum oder auftretende hormonelle Störungen können Kinder zwischen acht und 12 Jahren schon an Osteoporose erkranken (Bartl & Bartl, 2021, S. 304).

6 *Kalzium: Wichtigster struktureller Bestandteil des Knochens.*

7 *Glukokortikoide: Synthetisch hergestellt, als Entzündungshemmer eingesetzt.*

1.2.1 Die sogenannte *Maximum/Peak Bone Mass*

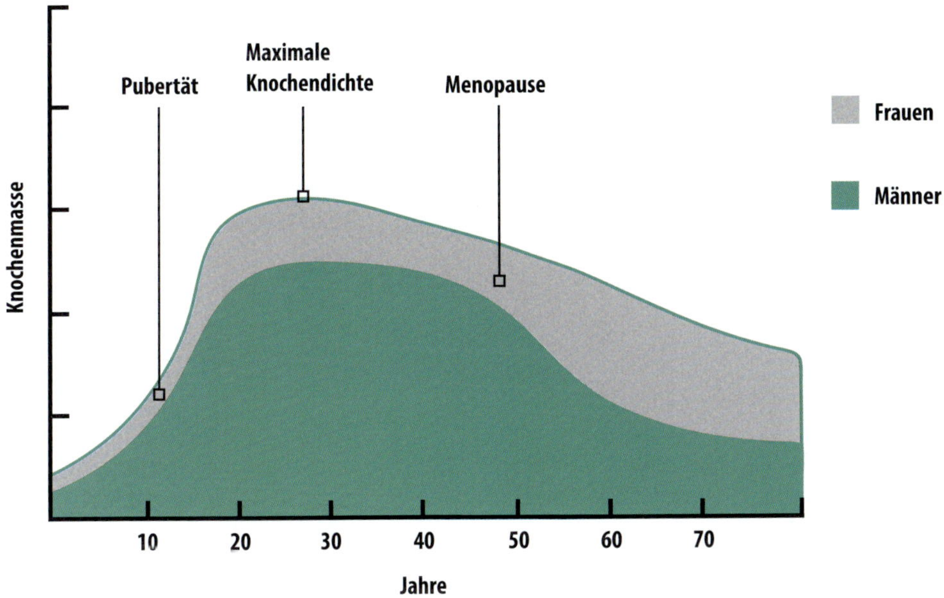

Knochenmasse während der Lebensdauer (modifiziert nach IOF, 2014, S. 8)

Abb. 2

Gerade in der Wachstumsphase eines Menschen ist - neben guter Ernährung - eine hohe sportliche Aktivität vonnöten, um die maximal mögliche Knochendichte (sogenannte *Maximum* bzw. *Peak Bone Mass*) zu erreichen. Eine Studie belegt es eindrucksvoll: Eine Gruppe von Kindern wurden dabei einem regelmäßigen Sprung- oder Stretchingworkout unterzogen. Jene, die regelmäßig Schnellkrafttraining, „Jumpingfitness", absolviert hatten, steigerten die Knochendichte ihrer Hüfte gegenüber der Kontrollgruppe (Gunter, Baxter-Jones et al., 2008, online).

Ich stimme der Schlussfolgerung aus der Studie zu: Wenn die Vorteile des Trainings bis ins junge Erwachsenenalter fortgesetzt werden, nämlich die Knochendichte effektiv zu steigern, so lassen sich Knochenbruchrisiken im Alter reduzieren[8]. Das bedeutet, dass sportlich aktive Kinder und Jugendliche mit einer ganz anderen Knochendichte ins Erwachsenenleben starten und davon ein Leben lang profitieren werden. „Umgekehrt führt Immobilität und fehlende Belastung zum Entstehen einer Inaktivitäts-Osteoporose" (Dieterich, 2019, S. 13).

8 *„If the benefits are sustained into young adulthood, effectively increasing peak bone mass, fracture risk in the later years could be reduced" (ebd.).*

Die gute Nachricht zum Schluss! Unsere Knochen bauen sich ständig um (sogenanntes *Bone Remodeling* (Dieterich, 2019 S. 1) und können gerade wegen dieser Eigenschaft auch im Erwachsenenalter gut zum Aufbau angeregt werden.

Merke

Durch das Zusammenspiel häufiger und abwechslungsreicher Bewegung, eines gesunden Lebensstils und abwechslungsreicher Vollwertkost im Zusammenspiel mit ausreichender Kalzium- und Vitamin-D-Zufuhr[9] können wir zielgerichtet besonders starke Knochen aufbauen und erhalten.

1.2.2 Knochenabbau – ist das gesund?

Knochen „altern" genauso wie alle anderen Strukturen im menschlichen Körper. Ab einem Lebensalter von 25–30 Jahren findet also ein ganz normaler Abbau statt. Ab jetzt gilt es mehr denn je, Immobilität, ebenso wie übermäßige sportliche Aktivität (Leistungssport), zu viel Körpergewicht ebenso wie zu wenig Gewicht, eine Mangelernährung mit dem Fehlen von Kalzium und Vitamin D[10], Zigaretten- oder/und Alkoholkonsum sowie die eigene Stimmung und das empfundene Lebensgefühl auf den Prüfstand zu stellen: Tragen diese dazu bei, dass ich knochengesund bleiben kann?

Hinzu kommt eine genetische Veranlagung: Ein Blick auf die familiäre Krankheitsgeschichte lohnt: Traten bei Mutter, Tante und Großmutter durch Osteoporose bedingte Knochenbrüche auf?

9 *Für die Einnahme wird inzwischen weitgehend die Formel Vitamin D_3K_2 empfohlen. Grund: „Vitamin K_2 unterstützt die positiven Wirkungen von Vitamin D_3, indem es Proteine (wie Osteocalcin) aktiviert und so erst nutzbar macht" (DAP 2021, online).*

10 *Fettlösliches Vitamin, wichtig für den Kalziumhaushalt.*

KAPITEL 2

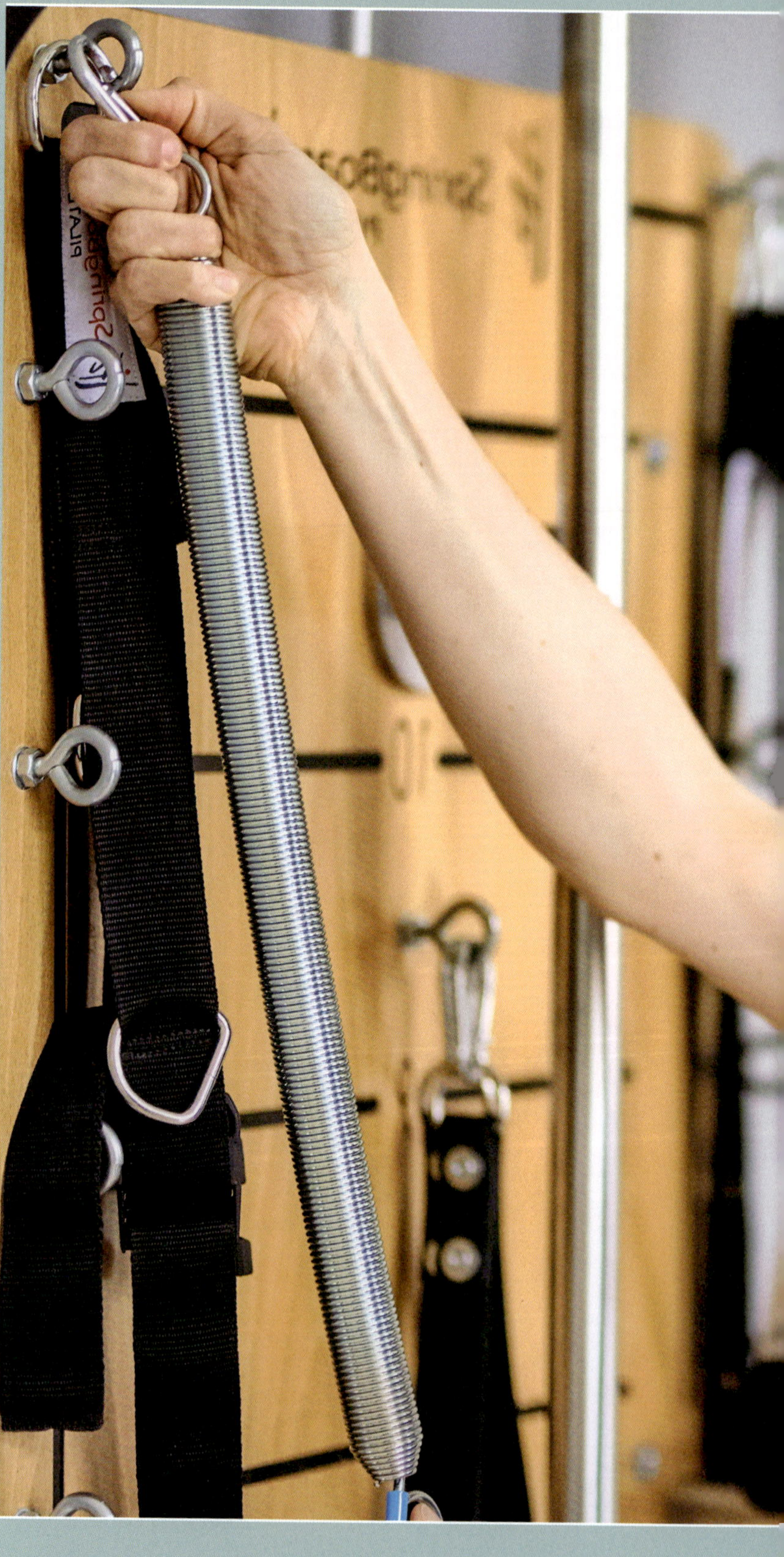

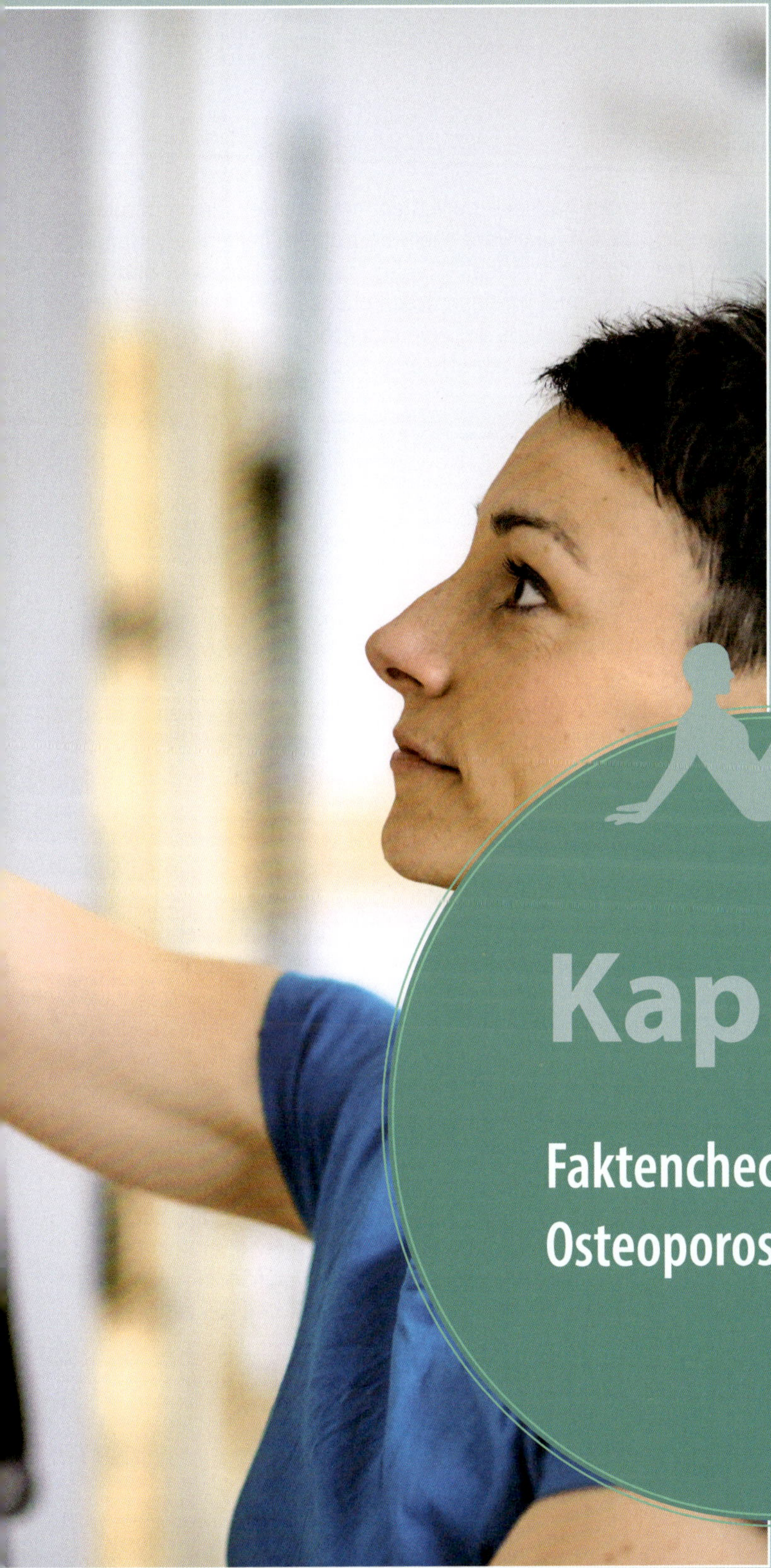

Kapitel 2

Faktencheck Osteoporose

2.1 Was ist Osteoporose?

Knochenräuber, stiller Dieb, schleichender Räuber - der Osteoporose haften einige unrühmliche Spitznamen an. Das kommt nicht von ungefähr. Denn Betroffene bemerken mitunter zunächst jahrelang nicht, dass ihre Knochen kontinuierlich an Stabilität, Festigkeit und Belastungsfähigkeit abbauen. Der Schreck kommt oft dann, wenn unerwartet ein Bruch auftritt. Und selbst dann wird nicht immer der Rückschluss auf eine mögliche Osteoporose gezogen. Oft vergeht noch einige Zeit, bis Betroffene ihre Diagnose erhalten.

Was ist Osteoporose?

„Eine systemische Skeletterkrankung mit Verminderung der Knochenmasse, Veränderungen der Knochenmikroarchitektur und erhöhter Frakturanfälligkeit" (Pschyrembel online).

Wichtig zu wissen, ist, dass eine manifeste Osteoporose durch einen **bedeutsamen Abbau von Knochenmasse** gekennzeichnet ist. Zudem besteht ab einem gewissen Grad der Erkrankung ein weiteres auffälliges Merkmal: eine **krankhaft erhöhte Anfälligkeit für Knochenbrüche** (sogenannte *Frakturen*).

In Untersuchungen lässt sich durch den behandelnden Facharzt dann auch eine ausgeprägte **Standardabweichung in der Knochendichte** messen. Dabei wird zumeist auf den sogenannten *T-Wert* abgestellt. Osteoporosepatienten sind bereits auf den „Bone Score" ihrer Knochen; also den T-Wert, geschult. Er gibt Aussagen über die individuell vorhandene Knochendichte.

Im Jahr 1994 gab die Weltgesundheitsorganisation (WHO) Standards zur Bemessung der Dichte von Knochen heraus, auf welche sich bis heute bei der Bewertung einer Osteoporose bezogen wird. Für die Bemessung gebe ich einen Überblick über gängige Methoden und Standards (vgl. Kap. 2.3.2).

So wird ein T-Wert kleiner 2,5 oder T-Wert größer 2,5 mit typischer Fraktur als eine Osteoporose klassifiziert. Das bedeutet, dass der Messwert der Knochendichtemessung bei einer erkrankten 30-jährigen Person um mindestens 2,5 Standardabweichungen unter dem Durchschnitt der geschlechtsgleichen 30-jährigen gesunden Person liegt. Ein „T-Score" von höher oder gleich -1 gilt dem gegenüber als normal, bei einem Wert zwischen -1 und -2,5 spricht man von einer Osteopenie, der Vorstufe von Osteoporose.

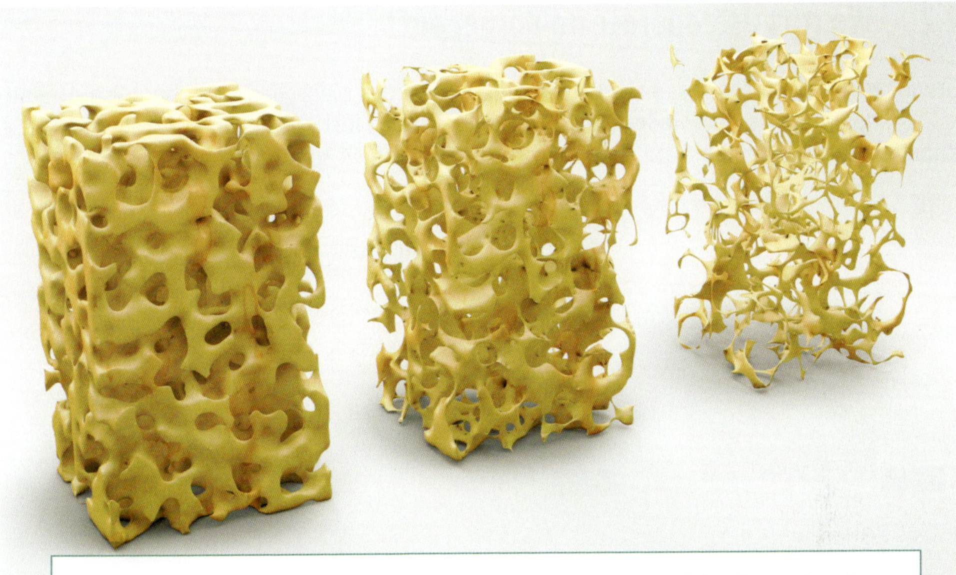

Knochen mit normaler Mikroarchitektur – Osteopenieknochen – und daneben rechts ein osteoporotischer Knochen mit erheblich gestörter Mikroarchitektur.

Abb. 3

In Abb. 3 sieht man deutlich den Unterschied zwischen dem dichten, kompakten, gesunden Knochen und dem veränderten osteoporotischen Knochen.

Erstaunlicherweise ist noch wenig bekannt, dass die Krankheit den oder die Betroffenen bereits jahrelang symptomfrei begleiten kann, daher der Name „Silent Thief", stiller Dieb. Als Faustregel galt in der Medizin lange, dass die Abnahme der Knochendichte, wenn sie dann bemerkt wird, schon sehr stark im gesamten Körper verbreitet und somit weniger gut zu behandeln sei. Über Lebensstiländerungen, gegebenenfalls eine angepasste Medikamentierung und das passende Training lassen sich dennoch einige Erfolge erzielen (vgl. Kap. 3). Einen weiter zunehmenden Abbau muss heute niemand mehr hinnehmen.

Obwohl die Zahl der Erkrankten zunimmt und trotz ihrer medizinischen und sozialen Bedeutung ist die Osteoporose „als Volkskrankheit noch nicht im Bewusstsein angekommen" (Kunter, 2021, S. 3). Gerade Männer erhalten noch weitaus seltener eine Diagnose, galt doch die Osteoporose bislang als Krankheit, von der eher Frauen betroffen sind.

2.2 Wo tritt Osteoporose im Körper auf?

Grundsätzlich kann am gesamten knöchernen Skelett des Menschen Osteoporose auftreten, jedoch stellt man immer wieder drei „Haupteinfallstore" fest, an denen sich typischerweise Knochenbrüche zeigen, die auf Osteoporose zurückzuführen sind:

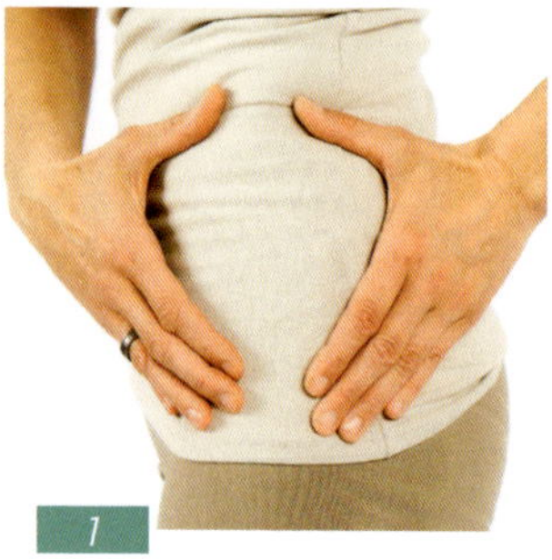

1

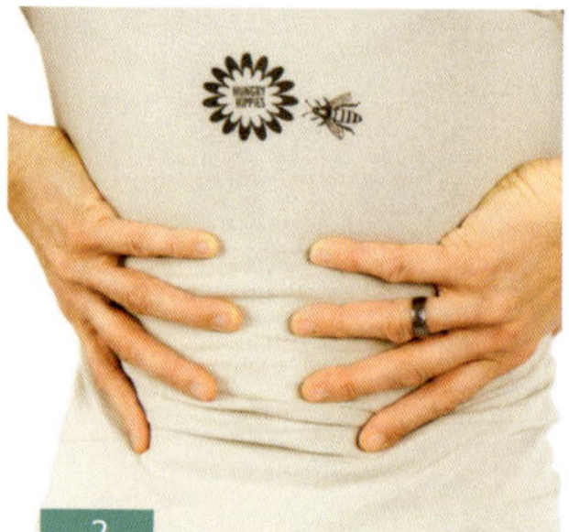

2

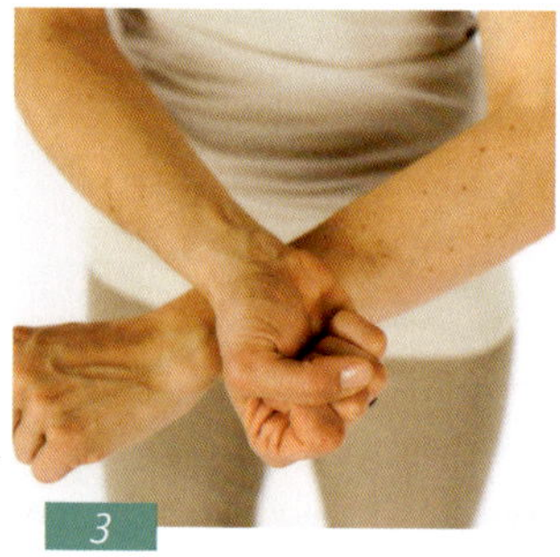

3

- » die Hüfte,
- » die Wirbelsäule und
- » die Handgelenke.

Auch Brüche des Beckens, des Oberschenkel- oder Unterarmknochens werden häufig beobachtet (IOF, 2014, S. 2). Im Jahr 2000 wurden schätzungsweise neun Millionen Brüche aufgrund fragiler Knochen gezählt, davon waren 1,6 Millionen Hüftfrakturen, 1,7 Millionen Unterarmbrüche, 1,4 Millionen Wirbelbrüche und 3,6 Millionen Brüche an anderen Bereichen des Körpers (IOF, 2019, S. 36).

2.2.1 Geografisch-ökonomische Einordnung

Wo erkranken wie viele Menschen?

Man mag es sich kaum vorstellen, doch alle drei Sekunden findet ein osteoporosebedingter Knochenbruch auf der Welt statt (IOF, 1, 2022). Ein kleiner Blick von Deutschland aus in die Welt hilft, die Dimension der Volkskrankheit Osteoporose besser einzuordnen.

Deutschland

Eine Volkskrankheit ohne öffentliche Wahrnehmung ist sie, die Osteoporose. Für Deutschland spricht man derzeit von über 6 Millionen Erkrankten. Wobei es bei den über 50-Jährigen rund 30 Prozent der Frauen und circa 10 Prozent aller Männer betrifft (Bobbert & Mai, 2020). In der BEST-Studie wurden aus Krankenkassendaten sogar rund 6,3 Millionen Betroffene (Hadji et al., 2013) errechnet. Vermutlich sind aufgrund der lange andauernden Symptomfreiheit der Erkrankung noch mehr Menschen betroffen.

Europa

In Europa (EU zuzüglich der Schweiz und Großbritannien) litten 2019 schätzungsweise 32 Millionen Personen über 50 Jahren an Osteoporose (IOF 5, 2025). Rund 22,1 Prozent der über 50-jährigen Frauen und circa 6,6 Prozent der über 50-jährigen Männer (ebd.) betrifft dies.

USA

Rund 54 Millionen Amerikaner leiden an diagnostizierter Osteoporose und niedriger Knochendichte (BHOF, 2022, online). Bei 329,5 Millionen (2020) US-Bürgern ein beachtlicher Wert.

Welt

Weltweit sind schätzungsweise 200 Millionen Frauen von Osteoporose betroffen (Kanis, 2007, online). Betrachtet man die 200 Millionen, so sind davon etwa ein Zehntel 60-Jährige, ein Fünftel 70-Jährige und zwei Fünftel 80-Jährige (ebd.).

Die Osteoporose verursacht mehr als 8,9 Millionen Knochenbrüche pro Jahr auf der Welt (IOF, 1, 2022). Prozentual betrachtet, sind 6,3 Prozent der Männer über 50 Jahren von Osteoporose betroffen und rund 21,2 Prozent der Frauen über 50 (ebd.). Da wir immer älter werden, schätzen Experten, dass wir im Jahr 2050 weltweit eine Steigerung um 310 Prozent bei [osteoporosebedingten] Hüftfrakturen haben werden, bei Frauen etwa 240 Prozent (IOF, 1, 2022).

Kostenfaktor

Circa fünf Milliarden Euro kostet die Gesellschaft die Behandlung und Rehabilitation der Folgen einer Osteoporoseerkrankung je Jahr (Bartl, 2021, S. 5).

Schockierend: Die IOF stellte fest, dass im Jahr 2019 71% der mit Osteoporose diagnostizierten Frauen in Europa keine Behandlung erhielten; sog. treatment gap (IOF 5, 2025).

Dabei wird nach wie vor noch zu wenig für die Folgebehandlung getan, sodass weitere Brüche, weitere schwerwiegende Einschränkungen bis hin zur Lebenszeitverkürzung im Leben der Betroffenen entstehen. Von den Kosten für das Gesundheitssystem einmal abgesehen.

Bemerkenswert: In Australien hat sich die National SOS Fracture Alliance zusammengefunden, deren Ziel es ist, den ersten Knochenbruch auch zum letzten zu machen „to make the first break the last" (SOS Fracture Alliance, 2017-2021).

2.3 Wer erkrankt?

2.3.1 Betrifft das nur Frauen?

Jede dritte Frau und jeder fünfte Mann über 50 Jahre erleiden einen osteoporosebedingten Knochenbruch (IOF, 1, 2022). Die bestehende Datenlage hinsichtlich der Geschlechterverteilung ist hierbei jedoch eindeutig:

» 80 Prozent der Unterarmbrüche,

» 75 Prozent der Oberarmknochenbrüche,

» 70 Prozent der Hüftfrakturen und

» 58 Prozent der Wirbelsäulenbrüche

kommen bei Frauen vor (IOF 1, 2022).

Frauen erkranken deutlich häufiger an Osteoporose.

Frauen

Bei Frauen ist zunächst der Zusammenhang zur durch die Menopause geprägten Osteoporose viel zitiert: Dabei baut sich innerhalb der ersten 3-5 Jahre nach der Menopause die Knochendichte (englisch: bone density) am ausgeprägtesten ab, schreitet danach jedoch weiter „schleichend" fort und führt zu den gefürchteten Knochenbrüchen (Dieterich, 2019, S. 1) (vgl. Kap. 2.6).

Männer

Zwar sind rund 80 Prozent Frauen von Brüchen durch „dünne Knochen" betroffen, Männer erkranken aber zunehmend häufiger (Bartl, 2021, S. 5). So bricht sich einer von fünf über 50-Jährigen einen Knochen infolge von Osteoporose. Und: Für einen Mann über 50 Jahre ist die Wahrscheinlichkeit, dass er sich einen Knochenbruch infolge von Osteoporose zuzieht, höher als die Wahrscheinlichkeit, Prostatakrebs zu bekommen (International Osteoporosis Foundation, 2014, 01).

Um einen Blick auf die Wechselwirkungen im Hinblick auf die bei Prostatakrebs eingesetzte Kortikoidbehandlung zu werfen: So ist dies insofern nicht ohne Bedeutung, weil dabei auch eine sekundäre Osteoporose beim Mann ausgelöst werden kann (siehe Kap. 2.8.2). Auch weitere Lebensstilgewohnheiten von Jungen und Männern in Bezug auf Ernährungs- und Bewegungsverhalten sowie die Inanspruchnahme von Vorsorgeuntersuchungen wirken sich auf ihr künftiges Osteoporoserisiko aus.

Krankheit alter Menschen?

Gilt Osteoporose häufig als Krankheit älterer Frauen, manchmal auch Männer, so dürfte weithin unbekannt sein, dass sie auch jüngere und junge Erwachsene trifft. Denn die Osteoporose hat ihren Ursprung häufig schon in der Kindheit (vgl. Kap. 2.3). Bewegungsmangel und ungünstige Ernährungs- und Lebensgewohnheiten sowie späterer Nikotin-, Alkohol- und Kaffeekonsum sind nur einige der Marker, die die Knochendichte junger Menschen mitbestimmen.

Bedenklich: Bereits 10 Prozent Verlust an Knochendichte in der Wirbelsäule verdoppelt das Risiko für Brüche in der Wirbelsäule. Bei 10 Prozent Verlust in der Hüfte erhöht sich das Risiko eines späteren Bruchs in der Hüfte (Oberschenkelhalsbruch häufig) sogar um den Faktor 2,5 (Klotzbuecher et al., 2000, S. 721-739).

Diagnose vom Arzt

Um eine Osteoporose bestimmen zu lassen, ist der Besuch beim Facharzt notwendig. Es werden verschiedene Untersuchungen durchgeführt, um so die Dichte des Knochens und dessen Qualität zu bestimmen, aber auch Wechselwirkungen mit anderen, bestehenden Erkrankungen zu beleuchten (vgl. Kap. 2.8.2).

Typische Basisuntersuchungen beim Verdacht auf Osteoporose beinhalten eine Anamnese und häufig die sogenannte *Osteodensitometrie*; damit misst man den Mineralsalzgehalt in den Lendenwirbelkörpern, um Rückschlüsse auf die Dichte des Knochens zu ziehen. Dazu Röntgenaufnahmen oder andere bildgebende Verfahren wie DXA und ein sogenanntes *Basislabor* (Wissenschaftlicher Dachverband Osteologie, 2017); also ein Blutbild.

2.3.2 Knochendichtemessung

Verschiedene Messverfahren kommen heutzutage zum Einsatz, um eine Osteopenie oder Osteoporose bestimmen zu können (sogenannte *Osteodensitometrie*). Betroffene sollten die Unterschiede der wichtigsten Methoden kennen.

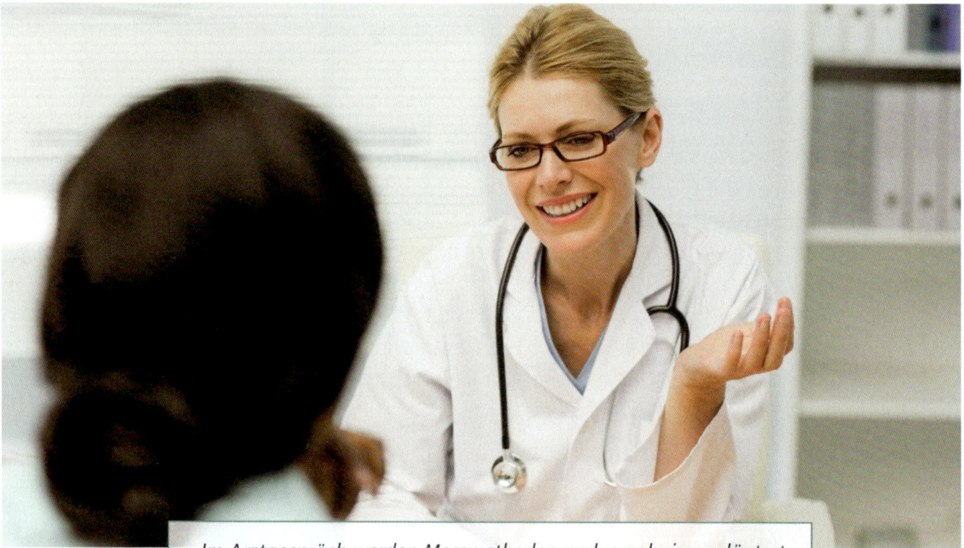

Im Arztgespräch werden Messmethoden und -ergebnisse erläutert.

Abb. 4

DXA-Messung/DEXA-Methode

Häufig wird DXA als „Gold-Standard" der **Knochendichtemessung** geführt. Es handelt sich um die sogenannte *duale Röntgen-Absorptiometrie* (DXA). Dabei werden zwei energetisch leicht unterschiedliche Röntgenquellen genutzt, um in Lendenwirbelsäule und Hüften den aktuellen Mineralsalzgehalt des Knochens zu messen. Der sogenannte *T-Wert* vermittelt dann das Ergebnis; nämlich, wie stark die gemessene Knochendichte von der eines gesunden, gleichaltrigen Knochens abweicht.

Quantitative Computertomografie (QCT)

Ein weiteres Verfahren stellt die zentrale quantitative Computertomografie (QCT) dar. Wichtigste Messregion ist auch hier die Lendenwirbelsäule. Die QCT misst „die trabekuläre[11] und kortikale[12] **Knochenqualität**" (Krestan & Gruber, 2013, S. 59). Für Patienten ist das wichtig, denn ebenso wie die DICHTE des Knochens einen wichtigen Bestimmungsbaustein darstellt,

11 *Trabekulär: Von Trabekula; Knochenbälkchen: bezieht sich auf die Bildung und Lage sowie Häufung von Knochenbälkchen im Knochen.*

12 *Kortikal bezieht sich auf die Rinde des Knochens.*

so ist auch dessen QUALITÄT von Bedeutung (vgl. Kap. 1.2). Hier punktet das Messverfahren QCT. Gerade in wiederkehrenden Check-ups zur Bestimmung des Verlaufs der Osteoporose kann es Sinn machen, QCT heranzuziehen.

Für die umfassende Bestimmung der Knochendichte zählt neben der Dichte des Knochens auch dessen Qualität.

FRAX® - Fracture Risk Assessment Tool

Mit FRAX® hat das Centre for Metabolic Bone Diseases der University of Sheffield, UK, 2008, einen Algorithmus zur Berechnung der Möglichkeit dafür entwickelt, wie hoch die Wahrscheinlichkeit ist, sich in den nächsten 10 Jahren eine Fraktur an den Wirbelkörpern, am Vorderarm sowie Hüfte oder Schulter zuzuziehen. FRAX® greift dabei auf Datensammlungen aus Europa, Nordamerika, Asien und Australien zurück (Centre for Metabolic Bone Diseases, University of Sheffield, UK, 2022).

Ergänzende Methoden und Tests

Da nicht allein der reine Mineralsalzgehalt des Knochens ausschlaggebend ist, sondern vor allem bei beginnender Osteoporose weitere Marker die Diagnose abrunden helfen können, ist durch den behandelnden Arzt auch die Entnahme von Blut für ein Blutbild und die Anwendung von Röntgenbildern oder MRT in Betracht zu ziehen (Bartl, 2021, S. 6).

Ein Blutbild und ein MRT können gerade auch Sinn machen, wenn z. B. eine andere Grunderkrankung vorliegt, die ähnliche Symptome hervorbringt. Die Royal Osteoporosis Society schlägt als ergänzende Methode eine Knochenbiopsie[13] vor, die jedoch keinen einfachen Eingriff darstellt und gleichzeitig eine relativ seltene Untersuchungsmethode darstellt (Royal Osteoporosis Society, 2020).

Über Röntgenmessungen lassen sich zudem bereits erfolgte und gegebenenfalls verheilte Brüche identifizieren und somit der bislang unentdeckten Krankheit auf die Schliche kommen.

13 *Knochenbiopsie: Entnahme einer Gewebeprobe aus dem Knochen, um Auffälligkeiten sichtbar zu machen.*

2.3.3 Osteoporose und Lebensstil

Wir alle werden älter, unterliegen also, durch die Arztbrille gesehen, gewissen „Um- und Abbauprozessen", Verschleiß in Knochen und Gelenken. So weit, so bekannt. Aber ob dann daraus eine Osteoporose wird, das haben wir durch unseren Lebensstil mit in der Hand.

Ernährung, Psyche und Bewegung zählen neben bestehenden Erkrankungen und dem Wissen um mögliche Vorbelastungen zu den zentralen Pfeilern, an denen wir alle mitarbeiten können, um uns möglichst lange gesund und leistungsfähig zu erhalten.

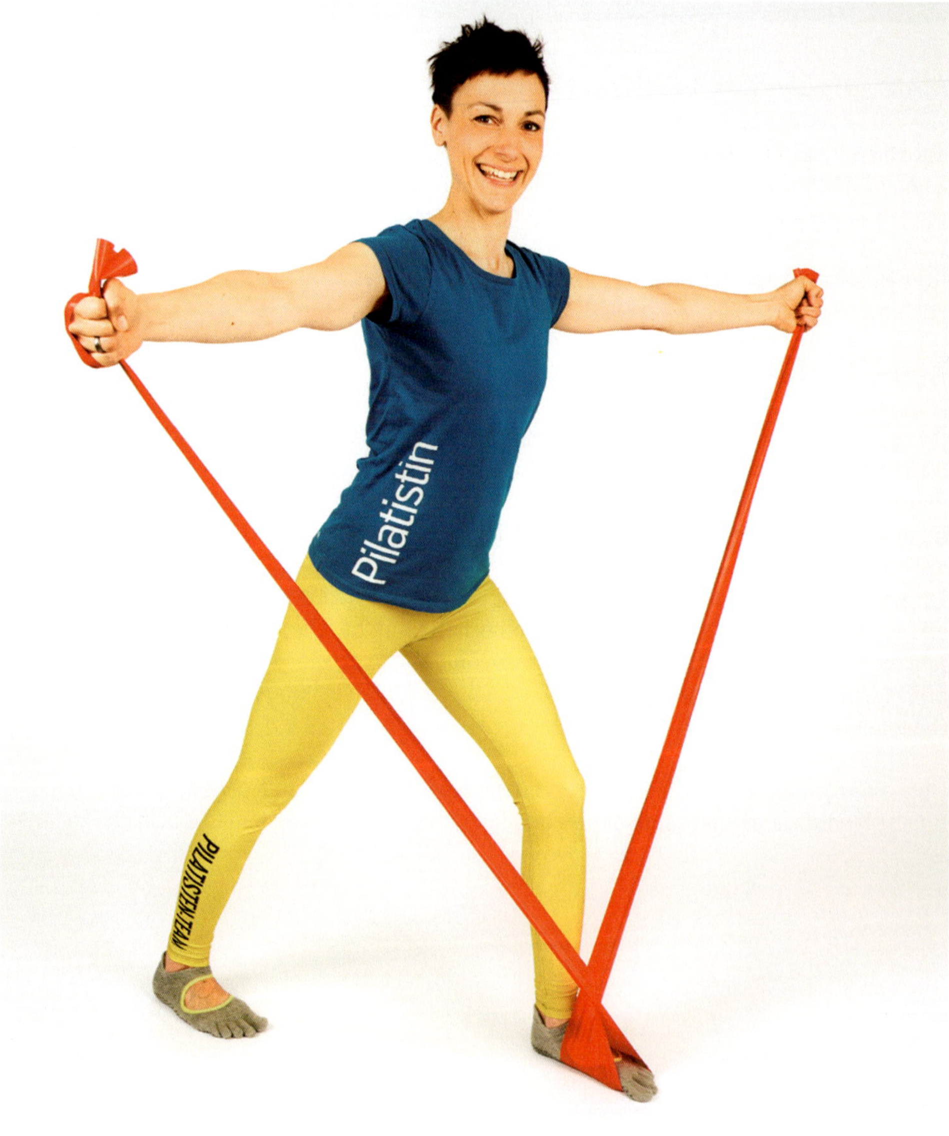

2.4 Lebensstil – was macht er aus?

2.4.1 Lebensstil und Frauen

Das Rollenbild und die Rollenmuster, die Teilhabe am gesellschaftlichen und beruflichen Leben der Frau hat sich, zumindest in westeuropäischen Gesellschaften, scheinbar stark verändert. So ist die Gleichberechtigung von Mann und Frau (nicht nur) im deutschen Recht verankert.

Dennoch scheint der Druck im persönlichen und gesellschaftlichen Rahmen an die Frauen gestiegen zu sein: Karrierefrau und Supermutter, Caretaker mit Topfigur, gesellige Freundin und unternehmungslustige Planerin: es scheint alles zugleich möglich.

Dies wiederum hat direkte Auswirkungen auf den Lebenswandel und die psychische Gesundheit der Frauen: Seien es Diäten ab der Kindheit bis in die späte Jugend oder die Neigung zu leistungsorientierter, extremer Sportausübung. Ein Beispiel: So erkranken Athletinnen und Frauen in Ausübung stark körperbetonter Sportarten deutlich öfter an Anorexie[14] oder Bulimie[15] (Herpertz-Dahlmann & Müller, 2000, S. 462-468), welche wiederum nachweislich negative Auswirkungen auf die Aufnahme von Kalzium und weitere wichtige, für den Knochenaufbau bedeutsame Nährstoffe haben.

Auch eine lebensstilbedingte, einseitige Ernährung, wie z. B. eine stark kalorienbewusste Ernährung oder eine vegane Lebensweise ohne Nährstoffsubstitution oder der Verzicht auf sogenannte *High-Fat*-Produkte wie Vollmilch, sowie zeitweilige Essstörungen treten einerseits gehäuft bei Mädchen und Frauen auf, andererseits sind dies selten mit nachteiliger Auswirkung auf die Knochenmasse in Verbindung gebrachte Faktoren. Die ich hier jedoch bewusst anführen möchte, um auf die besondere Rolle des Lebensstils der Frau vor dem Hintergrund ihrer großen Betroffenheit von der Krankheit Osteoporose aufmerksam zu machen.

Schon allein durch die durch Schwangerschaft, Geburten und Stillzeiten auftretenden, rein körperlichen Veränderungen und daraus resultierenden Folgen wie eine deutliche Kalziumdrainage in die Muttermilch, erhöhte Bedarfe für Mineral- und Nährstoffe und die Belastung von Knochen und Knorpel sowie die durch die Menopause entstehenden hormonellen Veränderungen sind deutlich andere als bei männlichen Altersgenossen.

2.4.2 Lebensstil und Männer

Während die Osteoporose weithin als typische Frauenkrankheit gesehen wird, rückt die Betroffenheit für Männer trotz gegenteiliger Studienlage wenig ins Blickfeld. Schon dadurch, dass wir immer älter werden, gibt es auch immer mehr männliche Erwachsene über 60. Die International Osteoporosis Foundation benennt Schätzungen, denen zufolge das zu erwarten-

14 *Anorexia nervosa: Psychische Erkrankung, einhergehend mit Unterdrückung des Appetits und ungenügender Nahrungsaufnahme.*

15 *Bulimia nervosa: Psychische Erkrankung, die mit anfallartiger Nahrungsaufnahme und oft späterem Erbrechen dieser einhergeht.*

de Lebenszeitrisiko, eine osteoporotische Fraktur zu erleiden, für Männer über 50 Jahre bis zu 27 Prozent beträgt (IOF, 2014, S. 4).

2.5 Streiflicht Emotion und Psyche

Eine grundsätzlich positive Lebenseinstellung, Zutrauen, dass es eine Verbesserung geben wird, und auch die nötige Gelassenheit, gewisse Umstände so zu sehen und zu nehmen, wie sie sind und dann damit konstruktiv umzugehen: Das alles sehe ich als wichtige Eigenschaften, um der Krankheit optimal und so angstfrei, wie eben möglich, zu begegnen.

» Warum ist das so wichtig für einen Heilungsprozess?

Die geistige und die körperliche Ebene sind untrennbar miteinander verwoben. Eine „rein körperliche, rein organische Ebene" ohne Beteiligung der Psyche gibt es in einer ganzheitlichen Betrachtung von Gesundheit und Krankheit meiner Erfahrung nach nicht. Der Körper funktioniert immer als Einheit, als systemisches „Gesamtpaket" mit vielfältigen Wechselwirkungen.

Das erlebe ich in meiner täglichen Arbeit: Angst, Unsicherheit und Zweifel schüren ein allzu vorsichtiges Agieren, bewirken ein Zurückziehen, eine verminderte Aktivität. Eine - und wenn auch nur subjektiv vorhandene - Isolation von den vermeintlich „gesunden, fitten Menschen" verursacht so neues Leid.

Mentales Training[16], Meditation[17] und ein Body-Mind-Training[18] wie Pilates sind auch aus diesem Grund sehr empfehlenswert, da sie das Zutrauen in eigene Fähigkeiten stärken helfen und den emotionalen Ausgleich und Stressabbau befördern.

Auf der körperlichen Ebene gilt umgedreht: Ohne einen bewussten, tiefen Atem und eine auch daraus resultierende gute Haltung verändert sich unsere Stimmung dauerhaft ins Negative. Ein runder Rücken, enge Schultern, ein kneifender Nacken und Schmerzen in den Knochen sind zweifelsohne keine Wegbereiter für Optimismus, vitales Zupacken und den Willen, Situationen des Alltags meistern zu wollen und das Vertrauen zu entwickeln, es zu können. Der mentale Ausgleich, den regelmäßiges Pilates-Osteoporose-Training befördern hilft, ist deshalb umso höher zu schätzen.

2.6 Streiflicht: Hormone

Im Körper des Menschen sorgen Hormone für eine Homöostase, also das Gleichgewicht aller physiologischen Körperfunktionen. Das Gleichgewicht der Hormone sorgt für einen entspre-

16 Kräftigung der geistigen Aufnahme- und Belastungsfähigkeit.

17 Zustand innerer Gelassenheit und Losgelöstheit vom Stress des Alltags und empfundener Herausforderungen sowie von familiären oder beruflichen Belastungen.

18 Körper-Geist-Training: Sportart oder Trainingsansatz, der den geistig-seelischen und körperlich-organischen Ausgleich befördert.

chenden Blutdruck, die rechte Körpertemperatur, den passenden pH-Wert des Blutes usw., steuert aber auch unser Verhalten und unsere Emotionen. Auch unser Tag-Nacht-Rhythmus und der weibliche Zyklus werden durch Hormone gesteuert. Für mit dem Hormonsystem zusammenhängende Krankheiten wie Diabetes mellitus oder Schilddrüsenunterfunktion sei auf Kap. 2.8 verwiesen.

2.6.1 Schwangerschaft, Geburt, Menopause

Schwangerschaft, Geburt, Wochenbett und Stillzeit verdienen dabei für die Betrachtung der hormonellen Homöostase ein besonderes Augenmerk. Auch die Zeit der Menopause sowie Postmenopause hält wieder eine bedeutende Änderung im hormonellen Gleichgewicht der Frauen bereit. Für den Knochenaufbau und dessen Qualität hat ein ausgeglichener Hormonhaushalt eine große Bedeutung.

Für den Knochenaufbau und dessen Qualität spielt ein ausgeglichener Hormonhaushalt eine große Rolle.

Als sogenannte *Menopause* definiert die Deutsche Menopause Gesellschaft e. V. die „letzte Menstruation im Leben einer Frau ohne Entfernung der Gebärmutter (und ohne Einnahme von Hormonen)" (ebd., 2020). In dieser Zeit, aber auch danach, ändert sich die hormonelle Zusammensetzung. Mit Folgen für Knochendichte und -qualität.

So spielen auf hormoneller Basis Östrogen, Progesteron und Gestagen und deren Verhältnis im Körper eine bedeutende Rolle für den Knochenaufbau und -erhalt (bestätigend Bundesselbsthilfeverband für Osteoporose e. V. (BfO), 2014-2020). Dieses Zusammenspiel der Sexualhormone ändert sich durch die Menopause und in der Zeit der Postmenopause rasant.

„Auf Grund des Östrogenmangels kann der tägliche Knochenauf und -umbau beeinträchtigt werden" (Berufsverband der Frauenärzte e. V. (BVF), 2022). Eine erhöhte Kalziumaufnahme ebenso wie regelmäßiger Sport scheinen nun angeraten (siehe Kap. 3).

Die Frage einer Hormonersatztherapie wird dabei seit Jahren kontrovers diskutiert.

Der Bundesselbsthilfeverband für Osteoporose e. V. (BfO) empfiehlt bei Vorliegen einer Osteoporose in Bezug auf eine Hormontherapie: diese „ist jedoch nur im Ausnahmefall eine Behandlungsoption, etwa wenn andere Medikamente zur Vorbeugung einer Osteoporose nicht vertragen werden. Der Grund: Sie erhöht das Risiko für Brustkrebs, Thrombosen und Embolien" (BfO, 2014-2020).

2.7 Streiflicht: Ernährung

Meine Kollegin Susann Otto ist staatlich anerkannte Diätassistentin und arbeitet als Ernährungsberaterin und -therapeutin in Leipzig. Mit ihr sprach ich über den mir so wichtigen Punkt Ernährung; wichtig im Hinblick darauf, wenn es um Vorbeugung gegen Osteoporose geht.

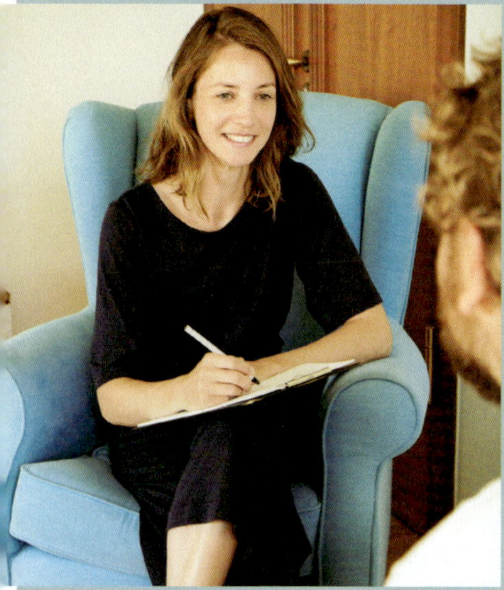

FRAGE: Susann, warum spielt für dich Kalzium so eine wichtige Rolle?

SUSANN: Die Ernährung hat einen starken Einfluss auf die Knochengesundheit. Sie dient sowohl der Prävention (Vorbeugung) als auch der Therapie der Osteoporose. Und da will ich besonders für Kalzium werben, da es für den täglichen Aufbau und Erhalt der Knochenmasse essenziell ist. Weil der Körper selbst nicht in der Lage ist, Kalzium zu produzieren, sollte ein erwachsener Mensch täglich circa 1.000 Milligramm Kalzium über verschiedene Lebensmittel aufnehmen. Neben Kalzium spielt aber auch die Versorgung mit Vitamin D, Vitamin B_{12}, Vitamin K, Magnesium, Eiweiß und Folsäure eine entscheidende Rolle für den gesunden Knochenstoffwechsel.

Neben Kalzium spielt die Versorgung mit Vitamin D, Vitamin B_{12}, Vitamin K, Magnesium, Eiweiß und Folsäure eine entscheidende Rolle für den gesunden Knochenstoffwechsel.

FRAGE: Wie viel Kalzium wird in jedem Lebensalter benötigt? Man hört inzwischen, dass bereits Kinder zur Vorbeugung gegen mangelhafte Knochendichte ausreichend Kalzium und Vitamin D zuführen sollten. Muss dies also je nach Lebensabschnitt angepasst werden?

SUSANN: Das hängt tatsächlich ganz vom Alter und der jeweiligen Lebenssituation ab. Ich habe eine Übersicht mitgebracht. Folgende Tabelle zeigt die empfohlene Kalziumzufuhr pro Tag.

Die beigefügte Tabelle veranschaulicht gut den Bedarf je Lebensabschnitt.

Tab. 1: Lebensalter und Kalziumbedarf. (Quelle: Deutsche Gesellschaft für Ernährung (DGE), Österreichs Gesellschaft für Ernährung, Schweizerische Gesellschaft für Ernährung, erste Ausgabe 2015, Referenzwerte für die Nährstoffbilanz, DGE Bonn)

Lebensalter	Kalziumbedarf (in mg/Tag)
Säuglinge null bis unter vier Monate	220
Säuglinge vier bis unter 12 Monate	330
Kinder ein bis unter vier Jahre	600
Kinder vier bis unter sieben Jahre	750
Kinder sieben bis unter 10 Jahre	900
Kinder 10 bis unter 13 Jahre	1.100
Kinder 13 bis unter 15 Jahre	1.200
Jugendliche und Erwachsene 15 bis unter 19 Jahre	1.200
19 bis unter 65 Jahre	1.000
65 Jahre und älter	1.000
Schwangere	1.000
Stillende	1.000

FRAGE: Und wenn du nach Deutschland schaust, wie ist es hier um die Kalziumversorgung bestellt?

SUSANN: Leider nicht optimal, die meisten Menschen nehmen zu wenig Kalzium über ihr Essen und Trinken auf! Laut Ergebnis der Nationalen Verzehrstudie II liegt die durchschnittliche Kalziumaufnahme einer Frau (19-64 Jahre) zwischen 740-776 Milligramm pro Tag und bei einem Mann (19-64 Jahre) zwischen 782-857 Milligramm pro Tag. Also unter den z. B. durch die DGE empfohlenen Werten.

FRAGE: Es gibt bestimmte Faktoren, die aus Ernährungssicht eine Osteoporoseerkrankung begünstigen. Was sind für dich die wichtigsten Erkrankungen?

SUSANN: Da nenne ich jetzt mal eine ganze Liste von Erkrankungen, die z. B. mit einer Mangelaufnahme an Kalzium und CO. einhergehen:

- » Anorexia nervosa (Magersucht),
- » Darmerkrankungen (z. B.: Morbus Crohn, Colitis ulcerosa, Zöliakie),
- » Diabetes mellitus Typ I und II,
- » Alkoholismus,
- » Laktoseintoleranz,
- » Milcheiweißallergie,
- » Fragility-Syndrom (Mangelernährung, Muskelschwäche, Erschöpfung),
- » chronisch-obstruktive Desease (Lungenerkrankung),
- » Hyperthyreose, die medikamentös unzureichend behandelt wird,
- » rheumatische Erkrankungen (Morbus Bechterew, rheumatoide Arthritis, Lupus),
- » Epilepsie und Einnahme von Antiepileptika,
- » Schizophrenie,
- » Herzinsuffizienz und
- » Alzheimer.

Übrigens: Zeitgleich haben auch Senioren, Raucher, untergewichtige Menschen mit einem Body-Mass-Index (BMI) unter 19 kg/m^2 sowie Menschen mit Vitamin-D-Mangel (25-Hydroxy-Vitamin D-Serum-Konzentration kleiner als 20 Mikrogramm pro Milliliter (< 50 Millimol pro Liter)) ein erhöhtes Risiko, an Osteoporose zu erkranken.

FRAGE: : Das betrifft also mehr Menschen, als man gemeinhin annehmen könnte. Der nächste Punkt ist aus meiner Sicht besonders spannend, da oft nicht bekannt: Welche Medikamente können das Risiko, an einer Osteoporose zu erkranken, erhöhen?

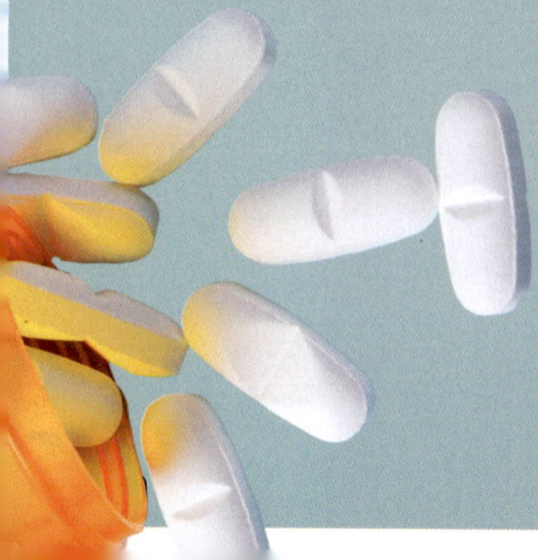

SUSANN: Stimmt, es gibt zahlreiche – für die jeweilige Erkrankung ja auch notwendige – Medikamente, die aber leider Wechselwirkungen bzw. Nebenwirkungen entfalten, die sich auf die Knochendichte auswirken. Ich denke hier vor allem an:

» Glukokortikoide (Einnahme länger als drei Monate) – Steroidhormone;

» Thiazolidindionen (Glitazonen) – orale Antidiabetika;

» Opioide – Schmerzmittel;

» Antidepressiva – Medikamente zur Behandlung von Depressionen etc;

» Antiepileptika – Medikamente zur Behandlung von epileptischen Erkrankungen;

» Protonenpumpenhemmer (Einnahme länger als drei Monate)* – Medikamente, die die Magensäure blocken.

* *(Quelle: Prophylaxe, Diagnostik und Therapie der Osteoporose bei postmenopausalen Frauen und bei Männern, Leitlinie des Dachverbands der deutschsprachigen wissenschaftlichen Osteologischen Gesellschaften e. V., 2017)*

Eine sorgsam ausgewählte und ausgewogene Ernährung kann einen bedeutenden Beitrag zur Knochengesundheit leisten.

FRAGE: Susann, was sind deine Top-Five-Tipps für knochengesunde Ernährung?

SUSANN: Die stelle ich hier gerne vor:

1. Iss drei Portionen Milchprodukte (z. B. eine Scheibe Käse, 150 Gramm Joghurt und 150 Milliliter Milch) am Tag.

2. Iss täglich drei Händevoll Gemüse und zwei Handvoll Obst.

3. Iss drei Portionen Milchprodukte („je härter der Käse ist, desto höher ist der Kalziumgehalt").

4. Trinke 0,5-1 Liter kalziumreiches Mineralwasser (mindestens 250 Milligramm Kalzium pro Liter) zusätzlich zu Leitungswasser und ungesüßtem Tee, verdünnten Schorlen.

5. Iss eine Handvoll grünes Gemüse. Grüne Gemüsesorten, wie z. B. Brokkoli, Porree und Fenchel. Denn diese enthalten reichlich Kalzium und können mehrmals wöchentlich gegessen werden.

FRAGE: Was hältst du in diesem Zusammenhang von den verschiedenen Diäten, „Ernährungssystemen" und Trends, die derzeit auf dem Ernährungs- und Fitnessmarkt Verbreitung finden?

SUSANN: Das sehe ich differenziert.

Eine ovo-lakto-vegetarische Ernährung etwa, die also den Verzehr von Milch- und Milchprodukten beinhaltet, sichert eine gute Nährstoffversorgung.

Eine vegane Ernährung, also eine rein pflanzliche Ernährungsweise, kann ebenfalls dazu beitragen, genug Kalzium über die Nahrung aufzunehmen. Dies ist jedoch im Vergleich zur Mischkost und einer vegetarischen Ernährung schwieriger umzusetzen bzw. benötigt eine strategischere Planung des Speisens.

Mein Tipp für alle Vegetarier und Veganer: Pflanzliche Milchersatzprodukte, wie z. B. Soja- und Haferdrink, sollten mit Kalzium angereichert sein, um nennenswerte Mengen Kalzium zu liefern. Grüne Gemüsesorten, Mandeln, Haselnüsse, Tofu und Vollkornprodukte wie Vollkornbrot und Haferflocken sollten täglich in den Speiseplan integriert werden. Mit Kalzium angereicherte Fruchtsäfte können zusätzlich die Kalziumaufnahme erhöhen.

Grundsätzlich profitieren die meisten Menschen davon, mehr pflanzliche, kalziumreiche Lebensmittel zu essen, weil die hier enthaltenen Nährstoffe (z. B. Vitamin C, Folsäure und Kalium) die Aufnahme (Resorption) von Kalzium erhöhen und die gesundheitlichen Vorteile dieser Lebensmittel überwiegen.

Weiterhin oft nicht bekannt:

Eine gute Versorgung mit Vitamin D ist zudem grundlegend, damit das aufgenommene Kalzium überhaupt in die Knochen eingelagert werden kann.

Eine gute Versorgung mit Vitamin D ist zudem grundlegend, damit das aufgenommene Kalzium überhaupt in die Knochen eingelagert werden kann. Daher empfiehlt es sich, von März bis Oktober mindestens 30 Minuten am Tag an der frischen Luft zu sein. In den Wintermonaten oder bei einem chronischen Vitamin-D-Mangel kann ein Nahrungsergänzungsmittel eingenommen werden. Eine Bestimmung des Vitamin-D-Gehalts im Blut ist vor Einnahme eines Präparats geeignet, um in Abhängigkeit vom Schweregrad des Mangels gezielt therapieren zu können.

Einseitige Ernährungsformen und strenge Diäten können das Risiko einer unzureichenden Versorgung mit Energie, Kalzium, Vitamin B_{12}, Vitamin K, Eiweiß, Folsäure und Magnesium erhöhen und somit die Entstehung einer Osteoporose fördern.

FRAGE: Man muss also recht aufmerksam essen und trinken. Hast du hier ergänzende Empfehlungen, wie man gezielt die Kalziumaufnahme im Körper ankurbelt?

SUSANN: Hier kommen 10 Tipps, die im Alltag beim Kochen und beim Essen gut helfen:

1. Kaffee oder Kakao circa 30 Minuten vor oder nach einer kalziumreichen Mahlzeit trinken.
2. Besser selbst kochen und zubereiten, als Fertigprodukte verwenden.
3. Trinke 0,5-1 Liter kalziumreiches Wasser mit einem hohen Gehalt an Hydrogencarbonat täglich.
4. Kalziumreiche Lebensmittel können mit frischem Obst oder Gemüse kombiniert werden (z. B. Joghurt mit Beeren und Haferflocken, Reis mit Tofu und Salat, Vollkornbrot mit Käse und Tomaten).
5. Die Gerichte können mit reichlich frischen oder getrockneten Kräutern gewürzt werden (z. B. Basilikum).
6. Die Kalziumzufuhr kann über mehrere Mahlzeiten am Tag aufgeteilt werden.
7. Vollkornprodukte und Kartoffeln können mehrmals pro Woche gegessen werden.
8. Mahlzeiten können mit hochwertigen Ölen oder Nüssen angereichert werden.
9. Iss regelmäßig Hülsenfrüchte, wie Erbsen, Bohnen und Linsen.
10. Fleisch und Wurst kann auf ein Minimum reduziert werden.

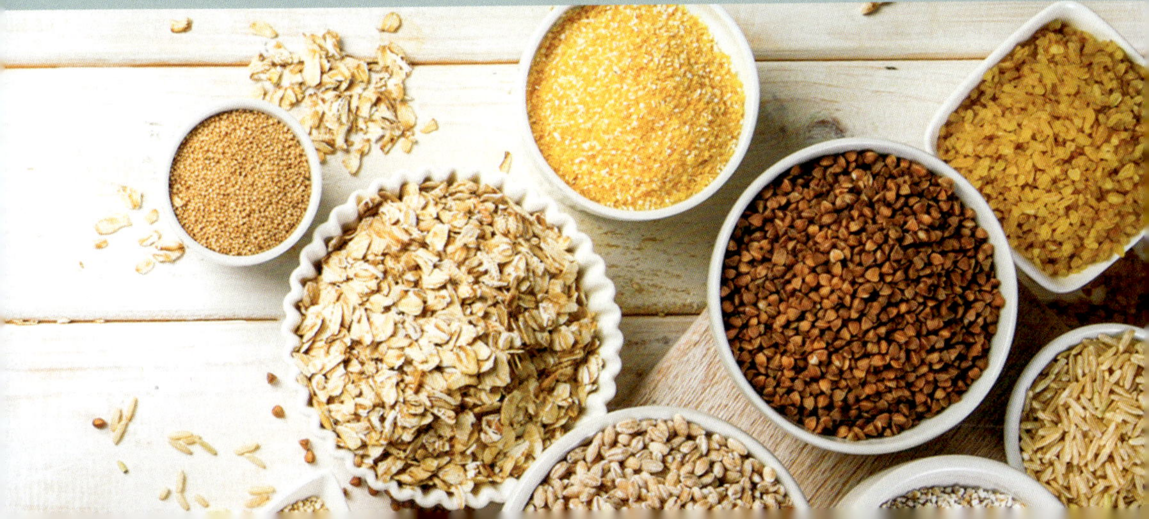

FRAGE: Jetzt haben wir lange darüber gesprochen, was und wie Osteoporosebetroffene essen sollten. Gibt es auch Nahrungsmittel, die ich mit Osteoporose explizit meiden sollte oder bei denen ich genauer hinschaue?

SUSANN: Auch das ist richtig. Diese Nährstoffe und Lebensmittel hemmen die Kalziumaufnahme in Körper und sollten daher in Maßen gegessen werden:

1. *PHOSPHOR:* Er findet sich vor allem als Zusatzstoff in Fertigprodukten, Schmelzkäse und Wurst und ist hier problematisch.

2. *SALZ:* Auch zu hohe Salzmengen aus Fertigprodukten, Chips und anderen salzigen Knabbereien.

3. *OXALSÄURE*, die in Kakao, Spinat, Mangold und Rote Bete vorhanden ist, blockt Kalzium.

4. *ISOLIERTE BALLASTSTOFFE:* Die in Form von Kleie oder Pektinen als Zusatzstoff in Lebensmitteln vorkommen.

5. *ALKOHOL:* Ich empfehle, Ethanolalkohol selten zu trinken.

Liebe Susann, vielen Dank für das aufschlussreiche Gespräch!

2.8 Medikation bei Osteoporose

2.8.1 Bekannte Medikamente

Jeder behandelnde Arzt setzt die Medikation für den vorliegenden Fall konkret fest. Es gibt – neben der oft verordneten Kalzium- und Vitamin-D-Extrazufuhr als Basistherapie, je nach Fall und Situation verschiedene „Osteoporosemedikamente".

Für die konkrete Medikation je Messwert wird auf den Rat des behandelnden Arztes und einschlägige Fachpublikationen verwiesen. Der Vollständigkeit halber seien als bekannte Medikamente genannt:

» Kalzium und Vitamin D;

» Biphosphonate (Alendonat, Ibandronat, Risendronat, Zoledronat);

» Denosumab (Antikörper);

» Anabolika/Osteoanabolika (Teriparatide, Abaloparatide);

» Hormone: Parathormon (PTH), Östrogene, Gestagene;

» SERMS; Selective estrogen receptor modulator, zu deutsch: selektive Östrogen-Modulatoren (Raloxifen, Bazedoxifen).

Für Kalzium und Vitamin D ergibt sich Einnahmebedarf aus bereits vorliegenden Knochenbrüchen, die mit Osteoporose in Zusammenhang gebracht werden oder nach längerer Therapie mit Glukokortikoiden (Bundesselbsthilfeverband für Osteoporose e.V. (BfO), 2013, S. 8).

Der Bundesselbsthilfeverband für Osteoporose e.V. (BfO) bezeichnet Biphosphonate als gebräuchlichste Wirkstoffe (ebd., 2014-2020), sie hemmen die knochenabbauenden Zellen (Osteoklasten).

Im Gegensatz dazu blocken Biologika wie Denosumab Eiweiße, die für die Bildung der Osteoklasten notwendig sind.

Anabolika: Grob zusammengefasst, aktivieren diese jene Zellen, die am Knochenaufbau beteiligt sind und schaffen dadurch die Förderung neuen Knochengewebes.

Für die Wirksamkeit der Medikamente wird von den Medizinern darauf abgestellt, inwieweit sie zu einem verminderten Knochenbruch beitragen. Mit den genannten Medikamenten wird laut der IOF das Risiko für Hüftknochenbrüche um 40 Prozent gesenkt, das für Brüche an der Wirbelsäule zwischen 30-70 Prozent (ebd., 2, 2022).

2.8.2 Wechselwirkungen zu anderen Krankheiten

Osteoporose kann sich auch im Zusammenhang mit bestehenden anderen Krankheiten entwickeln, man spricht hier von der sogenannten *sekundären* Osteoporose. Einige wichtige Wechselbeziehungen möchte das folgende Kapitel aufzeigen. Nicht alle aufgezeigten Wechselwirkungen sind bekannt, sodass es wichtig erscheint, dies in Zukunft stärker zu thematisieren.

Essstörungen, die zu einer Mangelversorgung etwa mit Vitamin D führen

Essstörungen sind unter anderem als Magersucht oder Ess-Brech-Sucht bekannt, können Osteoporose zur Folge haben. Gerade bei Mädchen und jungen Frauen, die aufgrund einer Essstörung zu wenig Nahrung aufnehmen, besteht das Risiko, dass sich ihre Knochendichte krankhaft verringert (BVKJ, 2006). Grund ist hier neben der Mangelversorgung auch ein selbsttätiger Kalziumabbau des Körpers, der Kalzium als Puffer gegen die Übersäuerung einsetzt (ebd.).

Diabetes mellitus

Diabetes[19]-Patienten tragen ein höheres Risiko, an Osteoporose zu erkranken und auch sogenannte *Fragilitätsfrakturen* zu erleiden. So ist die Knochenqualität bei Patienten mit Diabetes mellitus Typ 2 verschlechtert (vgl. z. B. Muschitz et al., 2019, S. 175) und zwar vor allem dann, wenn diese mehr als fünf Jahre an Diabetes erkrankt waren (ebd.). Frauen mit Typ-1-Diabetes haben demnach als Folge einer Osteoporose ein bis zu 12-fach höheres Risiko für Brüche im Hüftbereich als gesunde Frauen (ebd.).

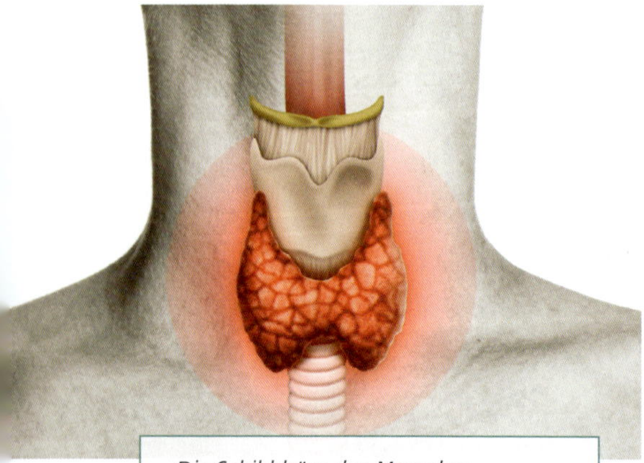

Die Schilddrüse des Menschen

Abb. 5

Hyperthyreose (sogenannte Überfunktion)

Ein ausbalancierter Schilddrüsenhormonpegel ist eine wichtige Voraussetzung für eine ausgeglichene Skelettentwicklung, gerade bei Heranwachsenden. Besonders bei der Hyperthyreose, also der Schilddrüsenüberfunktion, stellt sich das Problem, dass der Knochenumsatz gesteigert wird, weil wichtige Hormone wie TSH[20] erniedrigt sind, fT_3[21] und fT_4 aber erhöht vorliegen (Dieterich, 2019, S. 7). Eine abgestimmte Medikation und die Abklärung weiterer Schilddrüsenkomplikationen durch Fachärzte ist angeraten.

19 Diabetes: „Zuckerkrankheit" – Stoffwechselstörung des Glukosestoffwechsels.

20 TSH regt die Hormonproduktion und das Follikelwachstum der Schilddrüse an.

21 fT_3 und fT_4 sind Schilddrüsenhormone, fT_3 ist freies Trijodthyronin und fT_4 freies Thyroxin.

Nahrungsmittelintoleranzen: Zöliakie, Laktoseunverträglichkeit

Zöliakieerkrankte, also all jene, die an einer diagnostizierten Glutenunverträglichkeit[22] leiden, haben ein erhöhtes Risiko für Osteoporose. Auch Laktoseintoleranzen spielen in diese Richtung, hier sind Kalziummangelerscheinungen häufig. „Etwa 20 bis 50 % der neu diagnostizierten Zöliakiebetroffenen zeigen eine Verminderung der Knochendichte" (Gality & Bauer, 2021, S. 15).

Gegensteuern lässt sich über die Ernährung - z. B. über eine gute und ausgeglichene Eiweißaufnahme - dies verstärkt die Aufnahme von Kalzium und Vitamin D (ebd.). Weitere Ernährungstipps in Kap. 2.7.

Chronische Entzündungen des Magen-Darm-Traktes (IBD, Morbus Crohn etc.)

Bei chronisch-entzündlichen Darmkrankheiten wie Morbus Crohn[23] oder Colitis ulcerosa ist das Risiko für Osteoporose gleich doppelt gegeben: „Auf der einen Seite ist die Osteoporose Folge der Therapien (Steroide), auf der anderen Seite ist sie auch Folge der Entzündungsreaktionen der Krankheit und Folge einer verminderten Resorption von Mineralstoffen und Vitaminen" (Beglinger, 2006).

Epilepsie

Es ist wenig bekannt: Antiepileptika, also Medikamente, die Epileptiker regelmäßig einnehmen, wirken sich ungünstig auf das Aufnahmevermögen des Körpers für Kalzium aus und greifen auch in die Knochenmineralisation ein. Das Risiko einer zusätzlichen Erkrankung an Osteoporose ist gegeben und steht im Raum (Meier, 2012, S. 19). Darum wird Epilepsiepatienten, die dauerhaft Antiepileptika einnehmen, empfohlen, regelmäßig eine Knochendichtemessung durchführen zu lassen (ebd.).

Dies ist besonders wichtig, da diese Art der Wechselwirkung noch wenig bekannt ist und Daten zu den knochenspezifischen Wirkungen neuerer Antiepileptika kaum vorliegen (Meyer, 2012, S. 23).

Nierenkrankheiten

Die Niere wandelt Vitamin D in Calcitriol um - und trägt damit eine „zentrale Rolle für die Aufrechterhaltung des Knochenhaushalts" (Ketteler, 2021, S. 4). Niereninsuffizienz führt zu einem Mangel an Calcitriol und verursacht „direkt eine Mineralisierungsstörung des Knochens (Osteomalazie)". Nierenpatienten, die zusätzlich von Osteoporose betroffen werden, könnten diese als Ursächlichkeit der Nierenkrankheit prüfen lassen. Zudem muss ggf. über Wechselwirkungen in der Therapie nachgedacht werden (Ketteler, 2021, S. 4).

---

22 *Gluten: Sogenanntes* Klebereiweiß, *z. B. in Brot, Nudeln und vielen Mehlarten und -erzeugnissen. Glutenfrei ist z. B. Buchweizen.*

23 *„Entzündung des Magen-Darm-Traktes, die vom Mund bis zum After auftreten kann. Meistens sind der untere Dünndarm und der Übergang zum Dickdarm betroffen" (Kompetenznetz Darmerkrankungen e. V., o. J.).*

KAPITEL 3

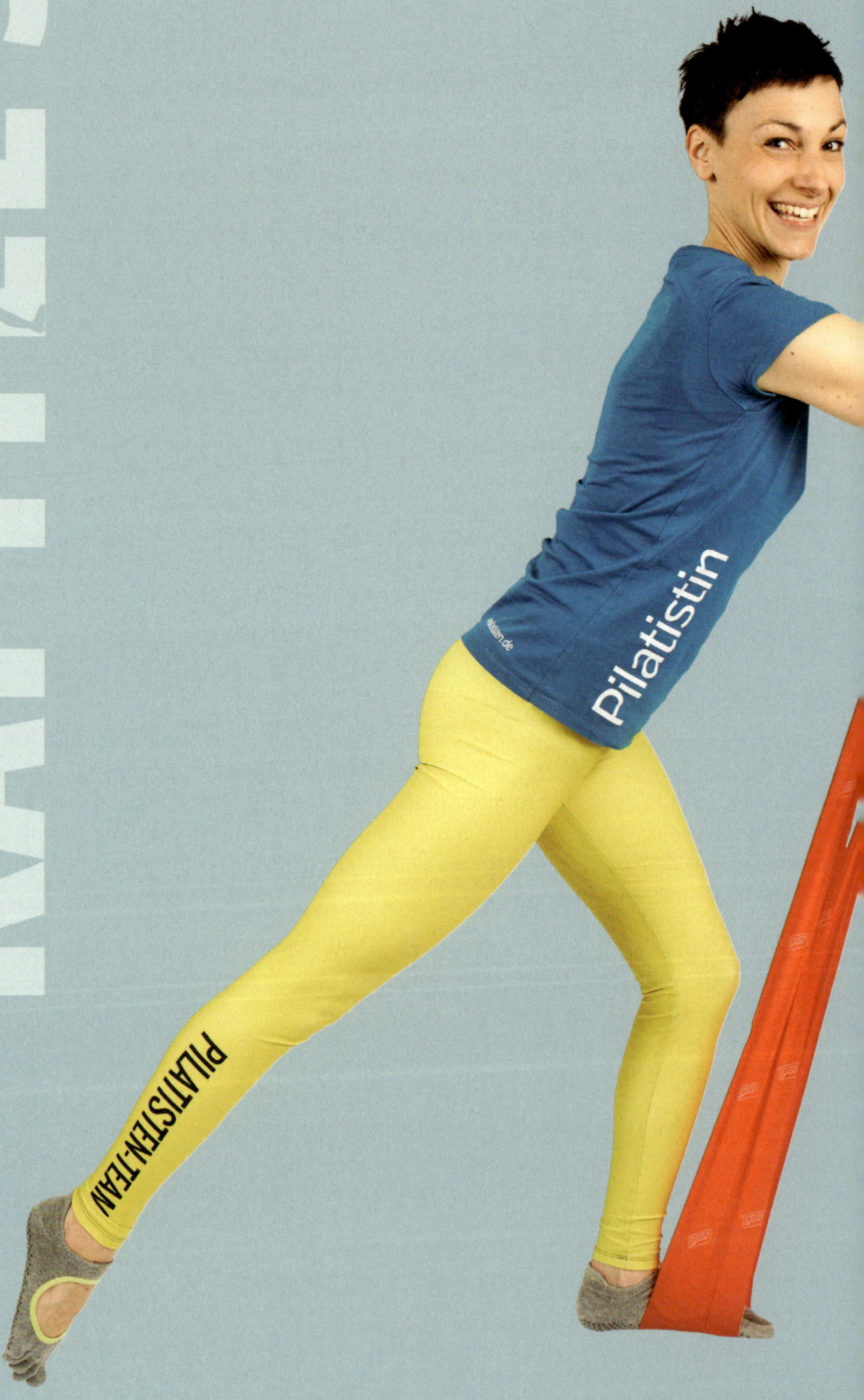

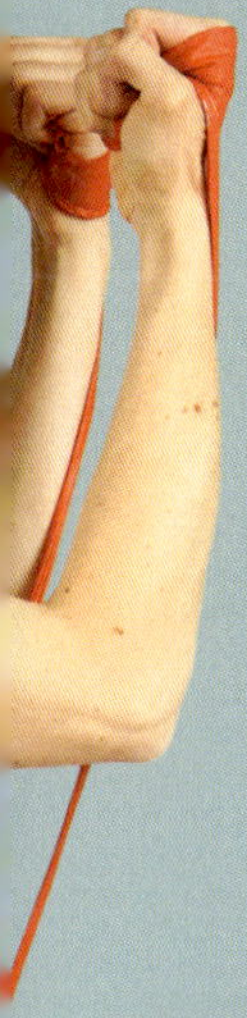

Kapitel 3

Warum und wie hilft spezifisches Training?

Mein Motto: Es ist nie zu spät, deine Knochen zu schützen und diesen durch Änderungen in deinem Lebenswandel, deinem Essverhalten und ein zielgerichtetes Training beim Aufbau zu helfen. Denn Knochen lebt. Er kann sich also anpassen und verändern.

Ein regelmäßiges Training beim ausgebildeten Osteoporoseexperten scheint auch deshalb angezeigt, um weiteren Brüchen und vielgestaltigen Bewegungseinschränkungen schon präventiv entgegenzuwirken. Stichwort: Sturzprophylaxe! Dazu mehr im Praxisteil (vgl. Kap. 3.5).

So mangelt es bei den behandelnden Stellen oft noch an Wissen um die Wichtigkeit von Bewegung für Osteoporoseprävention. Ebenso fehlen aktuell Schnittstellen zwischen der akuten Post-Reha-Versorgung in den Kliniken und der Nachsorge. „Viele Patienten erhalten deshalb eine unzureichende Behandlung und erleiden vermeidbare Folgefrakturen" (Kunter, 2021, S. 3).

3.1 Bewegung – Bewegung – Bewegung

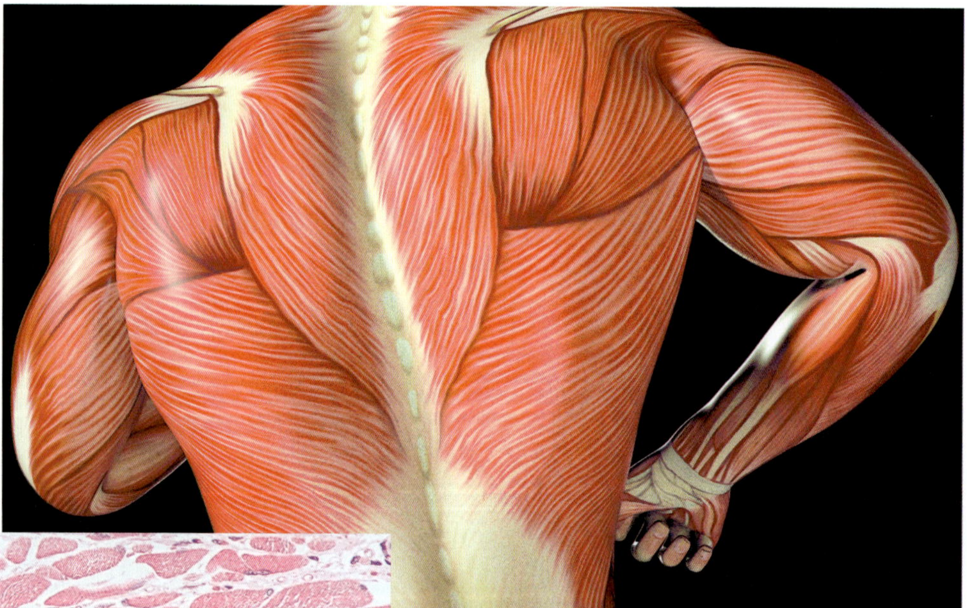

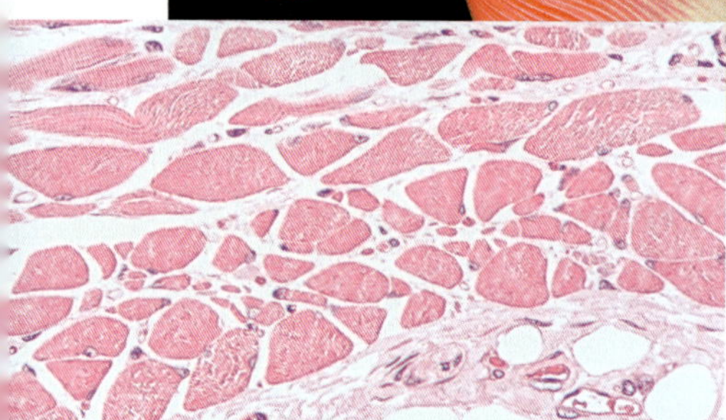

Fasziengewebe in der Nahaufnahme

Abb. 6

Knochenbeanspruchung sorgt für Wachstumsreize in Muskulatur, Bindegewebe und wichtig: den Knochen - diese sportwissenschaftliche Erkenntnis erfreut sich zum Glück einer wachsenden Bekanntheit. Denn Skelettveränderungen ergeben sich häufig direkt aus untrainierter Muskulatur und einem ungenügend aufgespannten Fasziengewebe.

Die Faszien (Bindegewebe) umgeben nicht nur Muskeln, sondern durchziehen diese auch und sind damit neben weiteren wichtigen Aufgaben[24] Halt- und Formgeber. Selbst unsere Organe und ihre Aufhängungen im Körper bestehen aus unterschiedlich flexiblem Faszienmaterial.

» Wie schadet uns nun Bewegungsmangel?

Durch Bewegungsmangel verbleibt das Muskel- und Fasziengewebe gewissermaßen inaktiv. Es wird „ungepflegt", es verkürzt, verfilzt, ist nicht mehr gleitfähig, baut sich ab. Denn der Körper arbeitet nach dem Prinzip „use it or loose it" - benutze es oder sortiere es aus. Der so wichtige Zug am Knochen fehlt bei ungenügender Ansprache durch gezieltes Training und das umgebende und den Knochen durchziehende Bindegewebe „macht mit schlapp". In weiterer Folge sind Wirbelbrüchen und Einrissen Tür und Tor geöffnet.

Hier setzt mein Osteoporosetraining direkt an. Ob präventiv oder in der Rehabilitation. Wir holen dich dort ab, wo du stehst. Und wir helfen dir dabei, wichtige Schritte in Richtung Knochengesundheit zu gehen.

3.2 Einfluss der Pilates-Methode

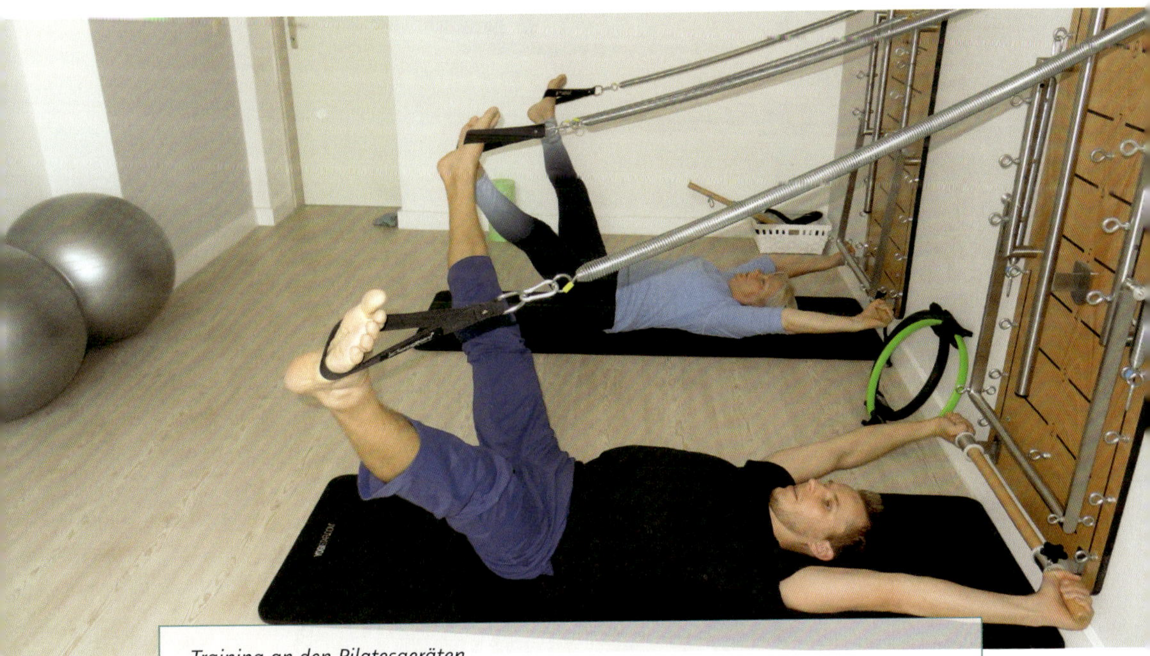

Training an den Pilatesgeräten

Abb. 7

24 *In den Faszien befinden sich viele Sinnesrezeptoren, die Aufschluss über Druck, Bewegungsempfinden, eine Verortung im Raum, Temperatur etc. ermöglichen.*

Die von seinem Begründer Joseph Hubertus Pilates (1883-1967) ursprünglich *Contrology* benannte Pilates-Methode bildet einen optimalen Ausgangspunkt für ein zeitgemäßes, bewusstes und fein ausjustierendes Osteoporosetraining.

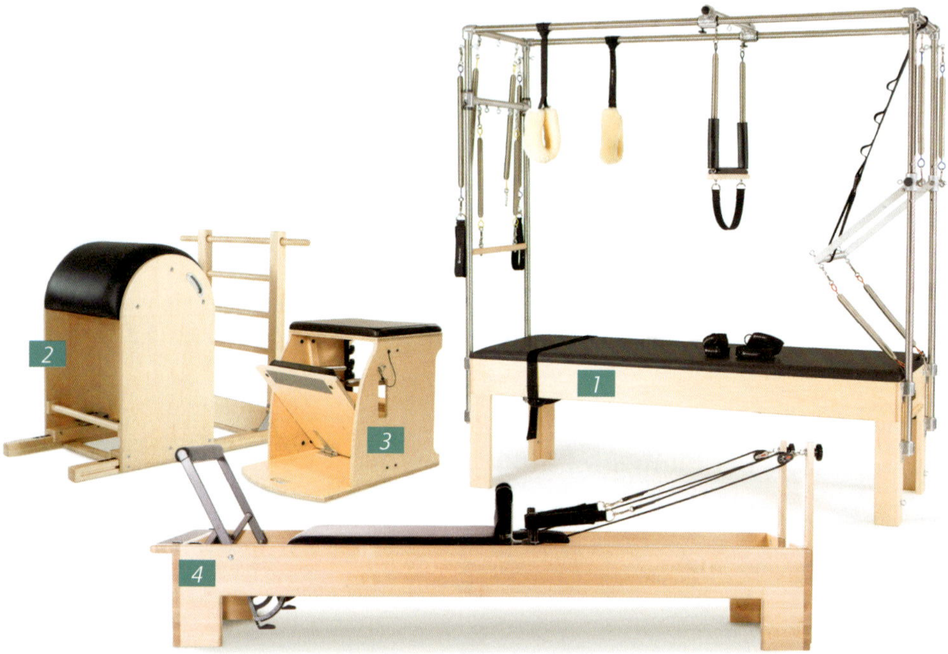

Die Pilates-Großgeräte: Cadillac Trapeze table (1), Ladder Barrel (2), Wunda Chair (3) und Pilates Reformer (4)

Abb. 8

Der Mönchengladbacher war nicht nur passionierter Boxer und Turner, er entwickelte im Laufe seines Lebens über 20 eigene Pilates-Geräte für sein umfassendes Körper- und Geist-Training. Ein äußerst umfangreiches Repertoire an Geräte- und Mattenübungen[25] bildet bis heute die Basis für spezielle Pilates-Trainingseinheiten in eigenen Pilates-Studios auf der ganzen Welt.

Die Pilates-Methode erfreut sich durch ihren ganzheitlichen Ansatz und ihre Wirkung einer großen und weiter wachsenden Beliebtheit. Auf dem inzwischen beinahe unübersichtlichen Markt der Fitnesskonzepte behauptet sich Pilates seit jeher mit einem prinzipiengeleiteten, methodischen Aufbau und überprüfbaren Ergebnissen.

Die Methode fußt auf - je nach Pilates-Schule - 5 bis 7 Prinzipien: Jede Pilates-Übung wird immer wieder auf diese hin überprüft. Ein optimales, gesundheitsförderliches Bewegen unter hoher Bewegungsqualität und eine hohe Präzision ist somit sichergestellt.

25 *Darunter der Pilates Reformer, der Pilates Cadillac, der Wunda Chair, das Ladder Barrel, der Toe Corrector etc.*

Pilates-Prinzipien[26]

- Präzision
- Atmung
- Zentrierung
- Aufspannung
- Kontrolle
- Konzentration
- Bewegungsfluss

Weitere Pilates-Schulen stellen daneben noch auf die Konzentration, die Lage und Platzierung des Rippenkorbs, sowie die Platzierung von Kopf und Nacken oder den Bewegungsfluss (sogenannter *Flow*) und die Harmonie als eigenständige Prinzipien ab. Allen diesen Prinzipien ist gemeinsam, dass sie in jeder Übung eine umfassende Betrachtung des gesamten menschlichen Bewegungsverhaltens ermöglichen.

Besonders herauszustellen ist neben einer sehr intensiven Betrachtung des korrekten Aufbaus der Körpermittenspannung auch die immer wiederkehrende Einbeziehung des tiefen Atems. Damit wird nicht nur das Atemvolumen vertieft und die Lungenkapazität verbessert, sondern die für Pilates typische Verbindung von Körper und Geist als gelebte Achtsamkeit möglich. Zugleich ermöglicht die Trainingsatmung einen guten Zugriff auf die Bauch- und Rückenmuskulatur und sichert so die Wirbelsäule auch in herausfordernden Übungen mit.

Feingliedrige Anleitungen und die Beachtung vieler wichtiger Details der Bewegungsausführung schaffen, neben hoher Qualität im Training, so auch eine Fokussierung „auf eine Sache". Dadurch wird Stressabbau und Entspannung durch Bewegung möglich.

Ein weiterer positiver Nebeneffekt guten Atmens ist die korrekte Benutzung des Zwerchfells als unseren Hauptatemmuskel und eine ausreichende Dehnung der Zwerchfellschenkel, sodass eine gute und vollumfängliche Aufspannung und Aufrichtung der Wirbelsäule wieder möglich wird.

Auch dies ist ein wichtiger Punkt im Pilates-Training, da für eine gute Auf- und Ausrichtung immer der gesamte Körper von Kopf bis Fuß einbezogen wird, statt nur einige Segmente. So entsteht ein ausgeglichenes Zusammenspiel von Muskeln und Faszien im gesamten Körper und typische muskuläre Dysbalancen können gelindert und auf Dauer abgestellt werden.

---

26 Nach The Pilates Community.

Eine optimale Ansteuerung der Rumpfspannung, ein ausgeglichenes Verhältnis von Bauch- und Rückenmuskulatur, eine gute Körperhaltung, geistige und körperliche Wendigkeit und schnelles Reaktionsvermögen, ein ausdifferenziertes Körperbewusstsein und mentale Balance sind nur einige der positiven „Nebeneffekte" regelmäßigen Pilates-Osteoporose-Trainings.

Wirkungen des Trainings

1. Optimale Rumpfspannung,
2. ausgeglichenes Verhältnis von Bauch- und Rückenmuskulatur,
3. gute Körperhaltung,
4. verbessertes Atemmuster,
5. geistige und körperliche Wendigkeit,
6. ausdifferenziertes Körperbewusstsein,
7. mentale Ausgeglichenheit und Resilienz und
8. Gefühl von Fitness und Vitalität.

Ein weiteres Plus: Die Methode lehrt den Übenden beispielhaft, wie man ökonomisch und zugleich ausgeglichen sitzt, steht und geht - alles großartige Voraussetzungen für ein osteoporoseangepasstes, ganzheitliches Körpertraining.

3.3 Was bedeutet osteoporosegerechtes Training?

Ein Programm, das sowohl Bewegungen im Alltag als auch Koordinations-, Kraft- und Ausdauertraining kombiniert, halte ich für ideal für Osteoporosepatienten.

Denn neben einer guten Ausführung und dem Aufbau einer optimalen Körperspannung ist es gleichermaßen wichtig, im Training einen passenden Wechsel aus Kraftübungen, Balanceschulung und Beweglichkeitsförderung bei einem Aufbau der Ganzkörperstabilität anzustreben. Genauso wichtig ist es jedoch, sich zu belasten, ohne sich zu überlasten.

Tipp

Ein guter Trainer sollte dein individuelles Trainingslevel immer im Blick haben und korrigierend eingreifen.

Ziel meines Osteoporosetrainings ist es, deutlich zum Erhalt der Knochendichte beizutragen und vor allem eine neue Qualität der Dichtigkeit aufzubauen. Was du nicht siehst, aber fühlst: Auf Schritt und Tritt wird sich die Zusammenarbeit deiner Muskeln mit deinem Nervensystem verbessern. Du kannst es bei regelmäßigem Training an dir selbst erfahren, indem du dich gesünder, fitter, leistungsfähiger und selbstbewusster fühlst. Einfach verbunden mit dir selbst.

Deine Haltung wird sich verbessern, du wirst sicherer auftreten und balancieren können und von der Vielgestaltigkeit der Übungen profitieren. Mein Wunsch ist, dass du wieder Zutrauen in dich und deine Fähigkeiten gewinnst.

3.4 Warum Abwechslung angezeigt ist

Mein osteoporosespezifisches Training punktet mit einem Wechsel zwischen intensiv-kräftigenden und weniger intensiven Trainingsphasen. Isometrische Halteübungen werden ebenso einbezogen, wie viele dynamische und immer wieder neu aufgebaute, abwechslungsreiche Bewegungsfolgen (vgl. Kap. 4).

Dieser stete Neuaufbau und die Abwechslung des Trainingsprogramms ist wichtig. Dies liegt an der Neuroplastizität[27] unseres Gehirns, das bis zu unserem Lebensende in der Lage ist, neue Verbindungen zwischen Nervenzellen anzulegen, wenn diese denn geschaffen werden. Denn unser Körper ist „schlau" und passt sich an eine scheinbar gewohnte Belastung an, die er als Routine empfindet.

Daraus resultiert, dass er Übungen auf die ihm mögliche und gewohnte Weise ausführt, also gewissermaßen in Schablonen arbeitet, statt sich neu anzupassen. Eine weitere Wirkung einseitigen, wiederholenden Trainings ist, dass der Körper „auf gewohnte Bewegungsreize weniger empfindlich" reagiert (Dieterich, 2019, S. 13).

Ein abwechslungsreiches, immer wieder neu forderndes Trainingsprogramm ist daher angezeigt.

27 Fähigkeit zur Neu- und Umstrukturierung, selbst im Alter.

Mein Übungsprogramm (vgl. Kap. 4) inkludiert nicht nur dieses Wissen, sondern hilft mit vielen bebilderten und sorgsam beschriebenen Details, dass die Übungen langsam, kontrolliert und unter guter Haltung ausgeführt werden können. Dabei sind die Programme so gestaltet, dass sie altersgerecht und an die individuelle Fitness angepasst ausgeführt werden können.

3.5 Sturzprophylaxe oder Stürze vermeiden

Jeder Sturz birgt bei Osteoporose ein hohes Risiko in sich, da hier die Anfälligkeit für einen Bruch höher liegt als bei Menschen ohne Osteoporose. Da immerhin 30 Prozent der älteren Menschen mindestens einmal im Jahr stürzen (Bartl & Bartl, 2021, S. 105), ist ein Blick auf häufige Sturzquellen ratsam.

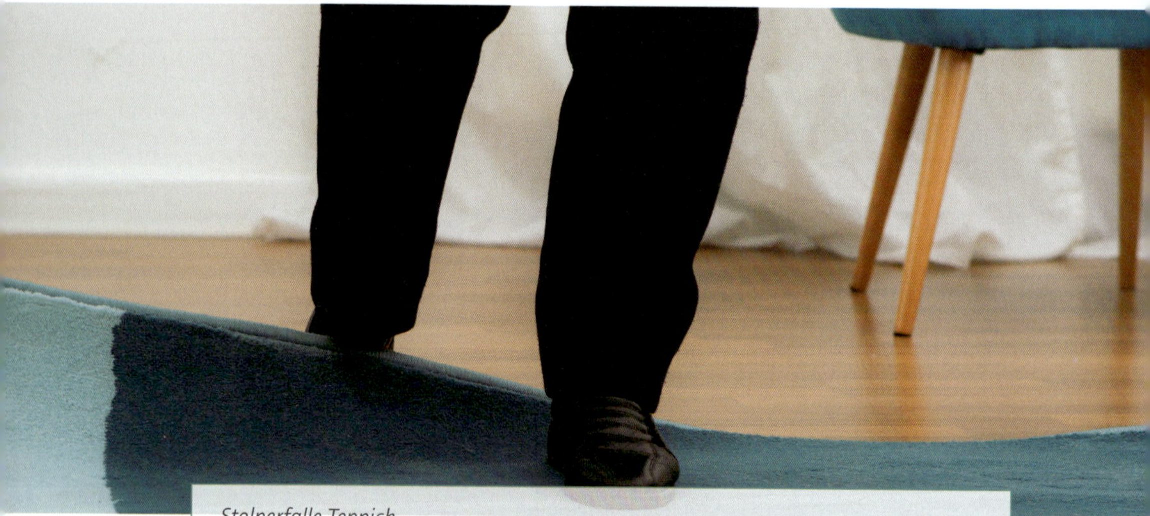

Stolperfalle Teppich

Abb. 9

Neben einem Schwund der notwendigen Stützmuskulatur können Betroffene zusätzlich eine etwaige verschlechterte Sehfähigkeit prüfen lassen, um Problemen beim Gehen, Stehen und Koordinieren der Balance entgegenzuwirken.

Dieses Übungsprogramm möchte zusätzlich ausdrücklich eine Verbesserung der Balance in den Fokus nehmen, da jeder Sturz bei Osteoporose einer zu viel ist. Basis dafür ist unter anderem eine gestärkte Bauch- und Rückenmuskulatur, wie sie im Pilates-Training optimal auftrainiert wird. Ebenso sorgt der Zugewinn an Wendigkeit und Reaktionsvermögen dafür, dass etwaige Stürze abgefangen werden können, bevor diese zu Verletzungen führen.

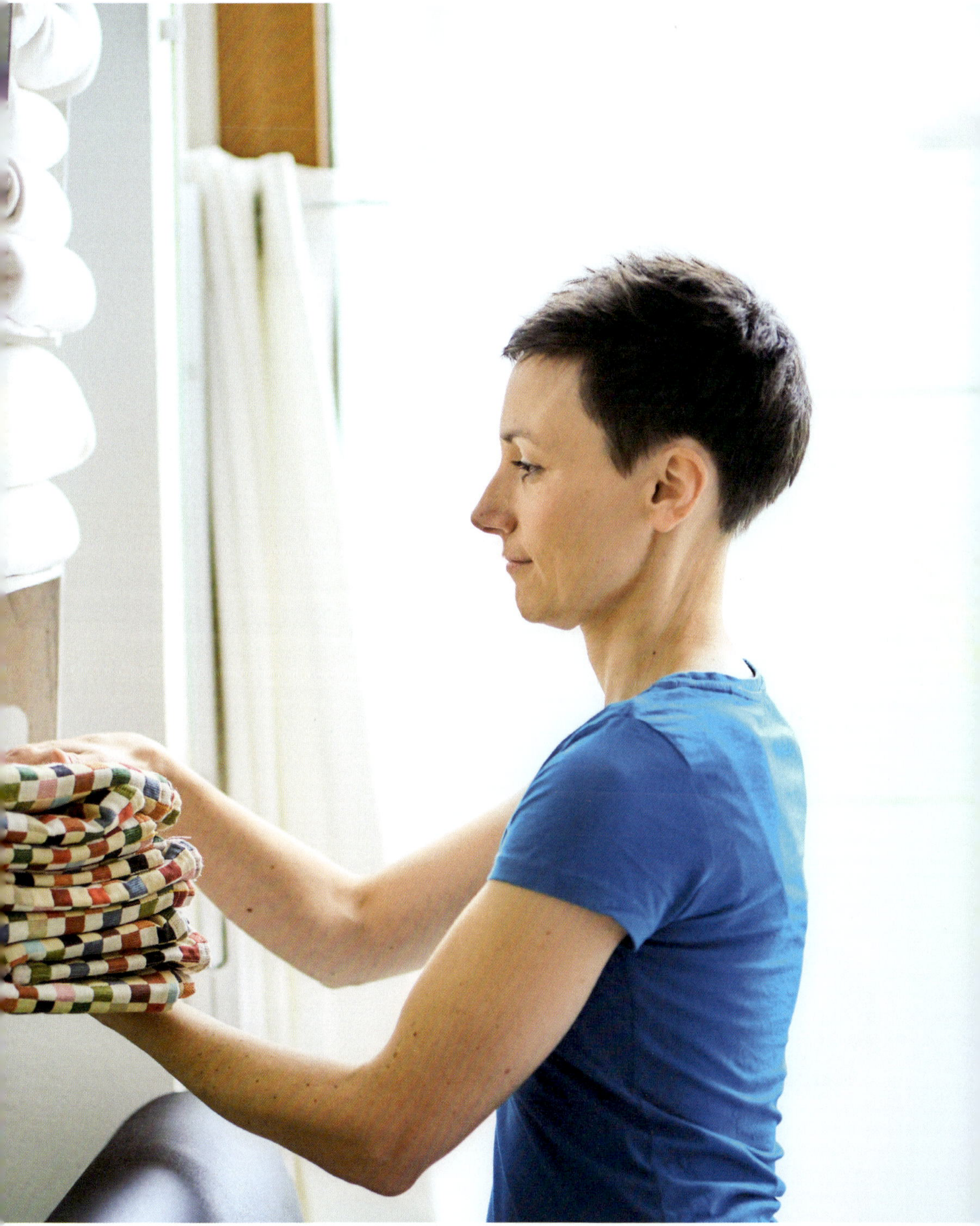

KAPITEL 4

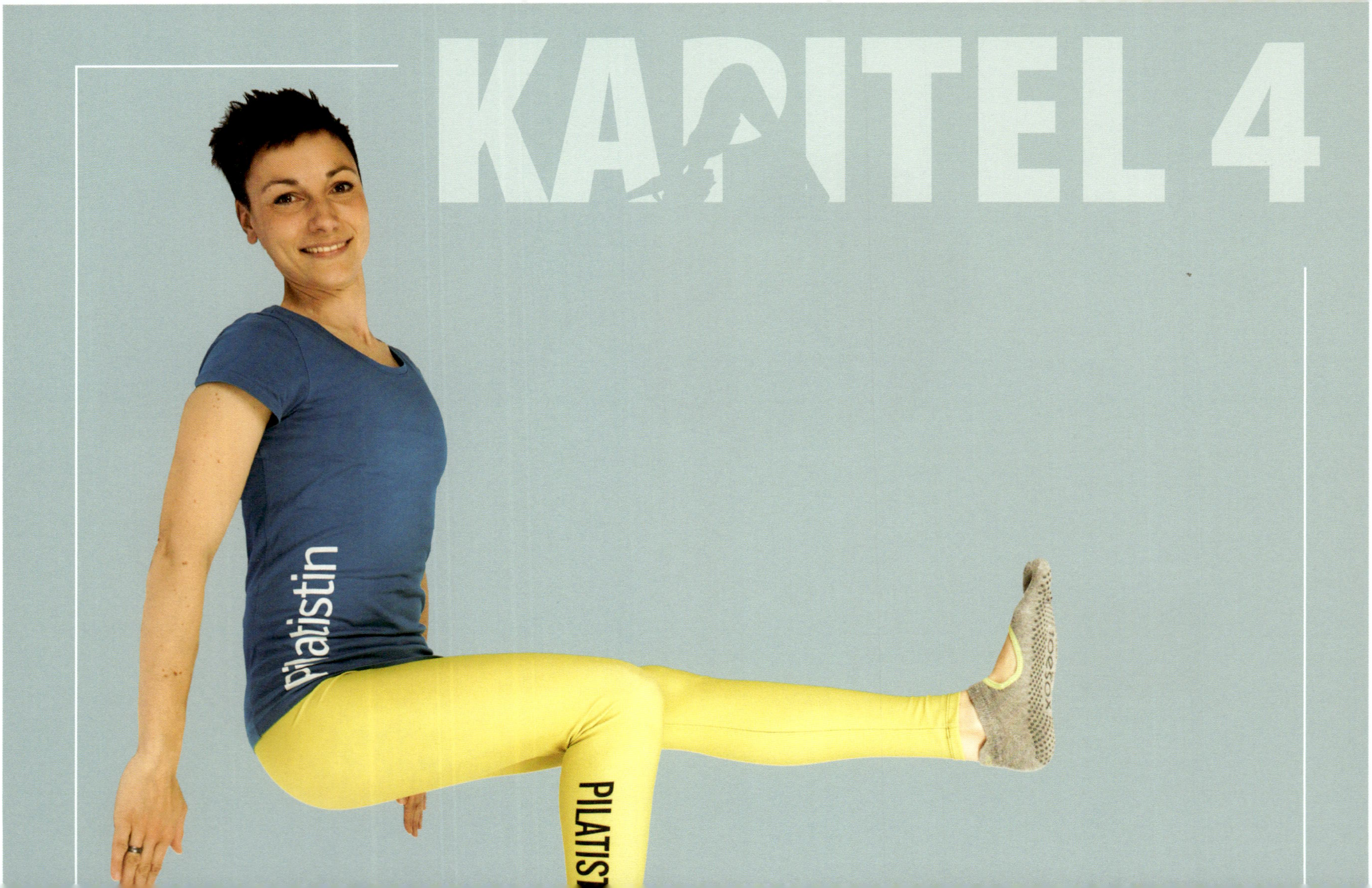

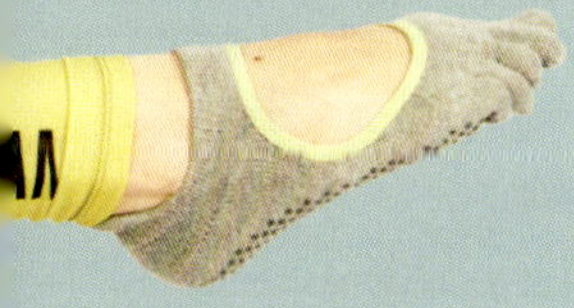

Kapitel 4

Das bebilderte Übungsprogramm für Knochengesundheit

Jede Übung beinhaltet eine Beschreibung, eine Imagination, die Dauer der Übung und einen Hinweis, wofür diese gut ist. Lies dir aufmerksam die Beschreibung durch, bevor du beginnst. Es gibt zudem wertvolle Hinweise über DO's und DON'Ts des Übens, die du vorab gelesen haben solltest und ein vorbereitendes Erwärmungsprogramm (Warm-up), das hilft, dich auf das Training einzustimmen und Verletzungen vorzubeugen.

4.1 Welche Übungsgeräte brauchst du?

Für meine drei Übungsprogramme nutze ich einen Pilates-Ring, einen kleinen Hocker, Medizinbälle unterschiedlichen Gewichts, Fitnessbänder in leichterer und mittlerer Stärke, kleine Gewichtsbälle zu je 500 Gramm (Toningbälle), Gymnastik-Loops in leichter und mittlerer Stärke, einen Besenstiel/Stab, ein Balance Pad und eine dämpfende, gelenkschonende Matte.

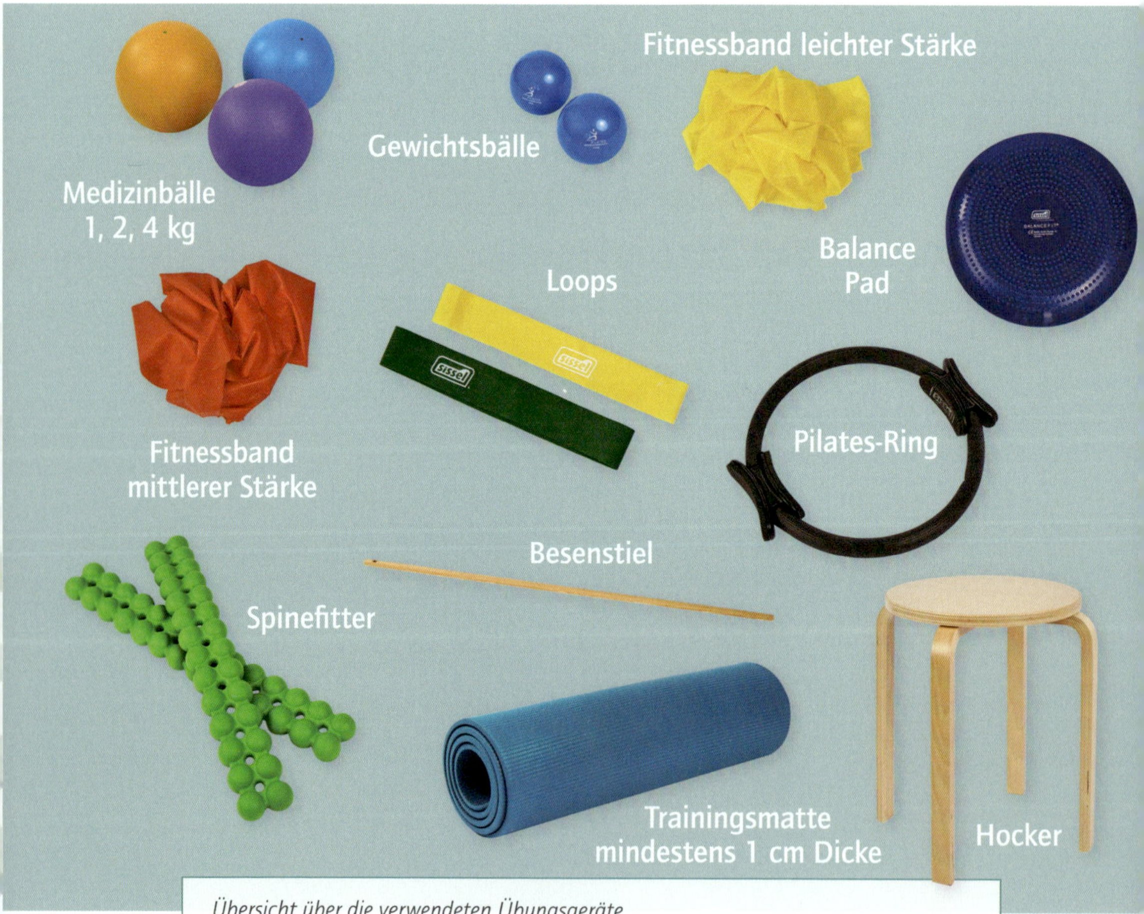

Übersicht über die verwendeten Übungsgeräte

Abb. 10

4.1.1 Warum Geräte nutzen – tut's nicht auch das Eigengewicht des Körpers?

Die Greiffunktion der Hände, die Beuge- und Stützkraft der Arme, des Schultergürtels und die Aufrichtung und Kräftigung vom Rücken sowie die Stärkung von Oberschenkeln, Hüfte und Fußgelenken lässt sich besonders zielgerichtet mit Kleingeräten trainieren.

Sie sorgen für Halt und Führung, fordern und helfen, intensiv zu kräftigen. Wenn du geübter bist und weitere Fortschritte machen möchtest, solltest du mehr und mehr auch Krafttraining mit moderaten Gewichten und Widerständen in deinen Plan einbauen. Deshalb schlage ich dir Medizinbälle, Toningbälle und Thera-Bänder® vor.

Auch machen Geräte vielfach besser spürbar, „wo es hingehen soll" mit der Übung. Dadurch stellen sich leichter Erfolge ein, die du fühlst und siehst. Auch deshalb werden in diesem Buch einige Kleingeräte vorgestellt. Nicht alle musst du dir zwingend sofort anschaffen. Eine dämpfende Matte, ein mittelstarkes Thera-Band®, ein „Loop" und kleine Gewichte, wie die Toningbälle, sind bereits eine großartige Basisausstattung, auf der sich ja bei Bedarf aufbauen lässt. Ein Hocker und ein Besenstiel findet sich vermutlich in vielen Haushalten.

4.2 Ein paar Worte zur Trainingsmotivation

Aller Anfang ist schwer. Aber wenn du die ersten Erfolge spürst, siehst und dich fitter, kraftvoller fühlst und vor allem wieder Zutrauen in dich und deinen Körper gewinnst, so macht das viel wett und spornt an, dranzubleiben. Die Belohnung ist ein Zugewinn an Gesundheit und Lebensqualität.

Wie immer gilt: Strategien helfen! Diese vier Strategietipps helfen dir, bis du eine eigene Routine für dich entwickelt hast.

1. *Den Anfangsschwung nutzen:* Bleibe dran. Gerade am Anfang kann es herausfordernd sein, sich an das neue Training zu gewöhnen und wirklich regelmäßig etwas für sich zu tun. Gleichzeitig sind viele Hoffnungen und Wünsche mit dem Training für dich verknüpft. Manifestiere diese, sie können dich tragen, bis du dir eine Routine etabliert hast.

2. *Termine ausmachen:* Setze dir konkrete Termine, z. B. immer dienstags 16.45 Uhr und samstags 11 Uhr oder Ähnliches, die wirklich zu deinem Wochenprogramm passen und die du regelmäßig wahrnehmen kannst. Und die du nur in absoluten Ausnahmefällen überhaupt verschiebst (z. B. Krankheit) und dann auch verbindlich nachholst.

3. *Erfolge aufschreiben:* Trainingserfolge (leichter geworden/fühle mich fitter/Knochendichtemessung: positive Wirkung) solltest du dir unbedingt notieren oder anderweitig visualisieren (Befund am Kühlschrank, jeden Tag sichtbar).

4. *Glaube an dich:* Du schaffst das. Und ein Leben mit weniger Angst um „die eigenen Knochen" bei Alltagsdingen oder Unternehmungen, Furcht vor dem nächsten Arzttermin und eine verbesserte Leistungsfähigkeit und Fitness ist doch ein schönes und lohnendes Ziel vor Augen.

Tipp

Nutze mindestens zweimal pro Woche für 60 Minuten dieses und weitere spezialisierte Sportprogramme, um das Risiko für Knochenbrüche zu verringern. Als positive Nebeneffekte seien beispielhaft genannt: ein trainiertes Herz-Kreislauf-System und sinkende Risiken für viele weitere Erkrankungen.

4.3 Bewegungs-DO's und -DON'Ts bei Osteoporose

Einige Übungen sind wichtig und richtig für eine exakte Ausübung deines Heimtrainings und haben somit auch die größtmögliche Wirksamkeit der Übungen für dich und deinen Körper. Darum werden hier noch einmal einige Übungen genauer erklärt. Zudem solltest du auch wissen, welche Übungen speziell bei Osteoporose nicht geeignet sind. Auch diese zeige und erläutere ich dir.

4.3.1 Korrekte Pilates-Atmung

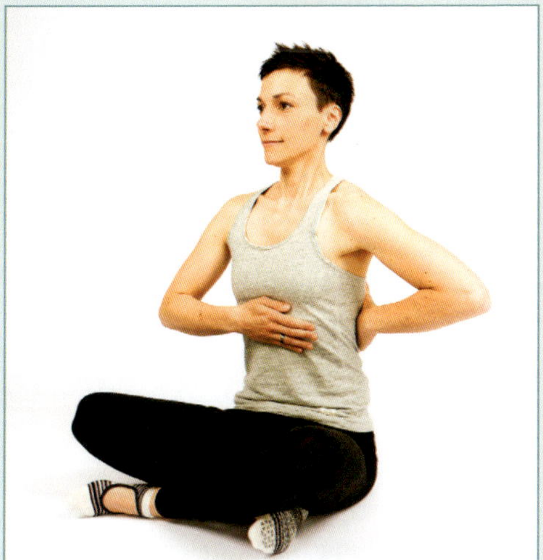

1

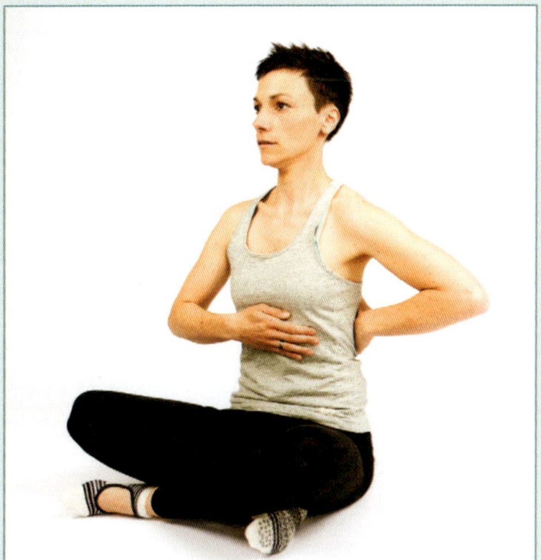

2

Die korrekte Pilates-Atmung unterstützt nicht nur eine aktive Bauchspannung, sie bildet mit der Zentrierung zusammen die Basis, das Fundament einer gut angesteuerten Körpermitte, die stützt, schützt und hilft, alle auf Pilates basierten Übungen von innen heraus anzusteuern.

Die Pilates-Atmung als Trainingsatmung arbeitet stark mit dem Zwerchfell (Diaphragma), Hauptatemmuskel des Menschen und ist nicht zu verwechseln mit einer entspannten Bauchatmung. Dabei fungieren Zwerchfell und Beckenboden (Diaphragma urogenitale) als eine Art Kuppelsystem - beim Einatmen empfängt der Beckenboden die Bauchorgane, beim Ausatmen federt er sie wie ein Trampolin wieder empor.

Beschreibung: Setze dich aufrecht hin, z. B. auf einen Stuhl oder Hocker. Wenn dir der Schneidersitz leichtfällt, wähle diesen. Lege deine rechte Hand an deinen linken Rippenbogen in Richtung Bauch, deine linke Handrückseite an den gleichseitigen Rippenbogen am Rücken (Bild 1). Atme tief „in deine Hände" und nimm wahr, wie du diese mit Luft „befüllen kannst".

Probiere mehr und mehr, die Atmung weg vom Bauch und hin in die Rippen zu lenken. Atme durch den leicht geöffneten Mund aus und spüre, wie die Rippen unter deinen Händen sich nun scheinbar „schlank zusammen bewegen" (Bild 2).

Imagination: Deine Rippen öffnen und schließen sich wie die Seiten eines Akkordeons.

Dauer: Übe 10 Ein- und 10 Ausatemzüge lang.

Wirkung: Einübung der Zwerchfell-Flanken-Atmung, Flexibilisierung der Rippenmuskulatur, Stärkung des Zwerchfells und Aktivierung des Beckenbodens.

Variante

Atemübung mit dem Fitnessband

Beschreibung: Setze dich aufrecht hin, z. B. auf einen Stuhl oder Hocker. Wenn dir der Schneidersitz leichtfällt, wähle diesen. Umschlinge deine Rippen mit einem Fitness- oder Gymnastikband (es geht auch ein Gürtel, z. B. vom Bademantel). Suche beim Zugreifen nach einer mittleren Bandspannung, die dich weder zu sehr einengt noch zu locker ist. Das Band sollte gut sitzen und nicht herunterrutschen.

Atme in die Bandspannung hinein (Bild 3) und lasse ausatmend den Atem aus dem leicht geöffneten Mund hörbar ausströmen (Bild 4).

Nutze die Spannung des Bandes, um die Ein- und Ausatmung bewusster zu erspüren und damit deine Flankenatmung einzuüben.

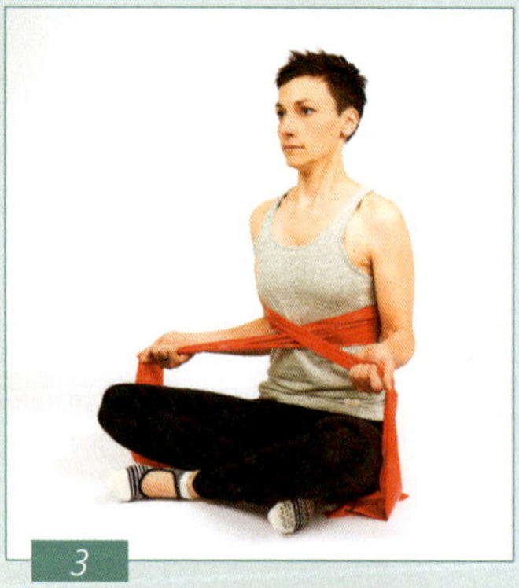

3

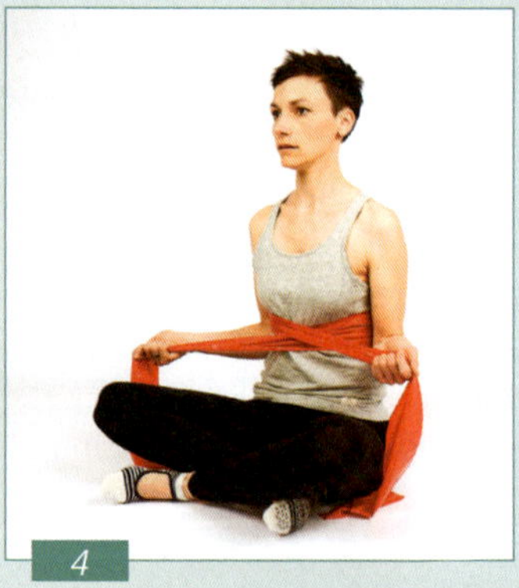

4

4.3.2 Dein aufrechter Stand

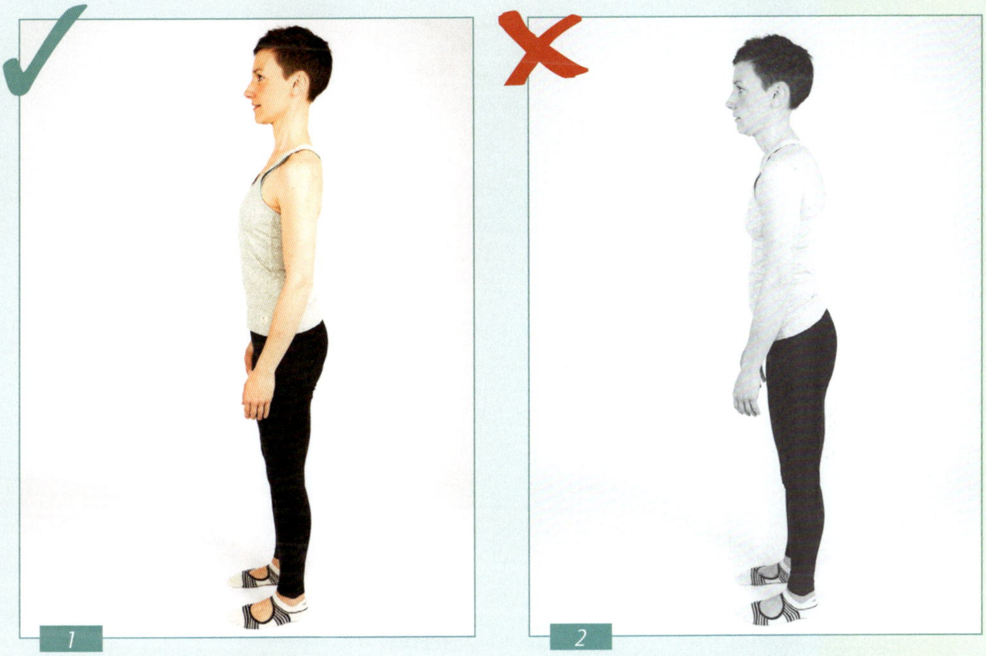

Beschreibung: Stelle dich hüftgelenkschmal auf. Deine Fersen zeigen in Richtung deiner Sitzknochen. Dein Becken befindet sich in einer aufrechten Position, die Schultern sind über das Becken gestapelt, der Kopf „thront" an oberster Stelle (Bild 1).

DON'T: Bild 2.

4.3.3 Deine gute Schultergürtelausrichtung

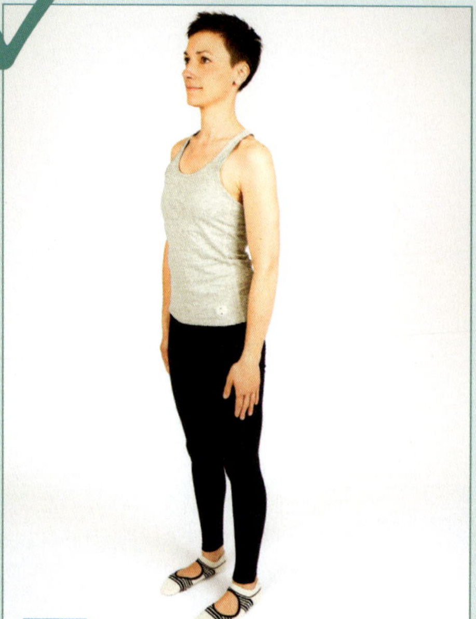

1

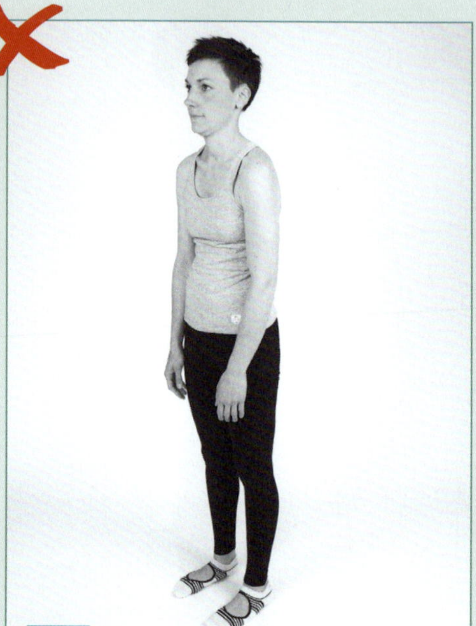

2

Beschreibung: Deine Schultern befinden sich locker und frei neben den Schlüsselbeinen, deine Wirbelsäule ist gestrafft und du gewinnst das Gefühl, du verlängerst dich „aus dem Becken heraus" nach oben. Lasse die Schulterblätter nach hinten unten gleiten.

DON'T: Bild 2.

4.3.4 Deine optimale Rückenlage

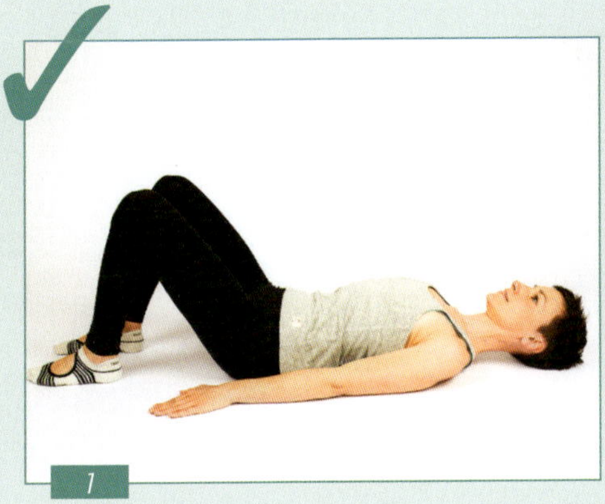

1

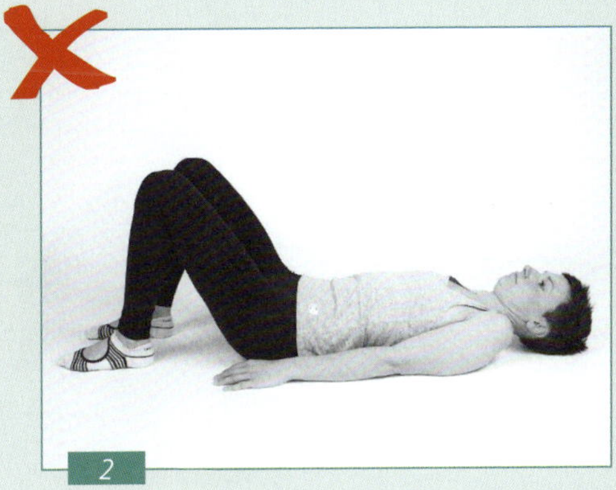

2

Beschreibung: Du liegst auf deinem Rücken und hast die Knie gebeugt, die Füße sind vollflächig aufgestellt. Strecke deine Arme lang auf der Unterlage aus und verlängere den Scheitel (den höchsten Punkt deines Kopfs) weg vom Becken. Der Atem fließt. Du schaffst Platz zwischen Schultern und Ohren für einen langen Nacken.

DON'T: Vermeide es, die Schultern zu den Ohren zu ziehen und deinen Rücken übermäßig in eine Richtung hochzuwölben oder hinunterzudrücken (Bild 2).

4.3.5 Das neutral abgelegte Becken

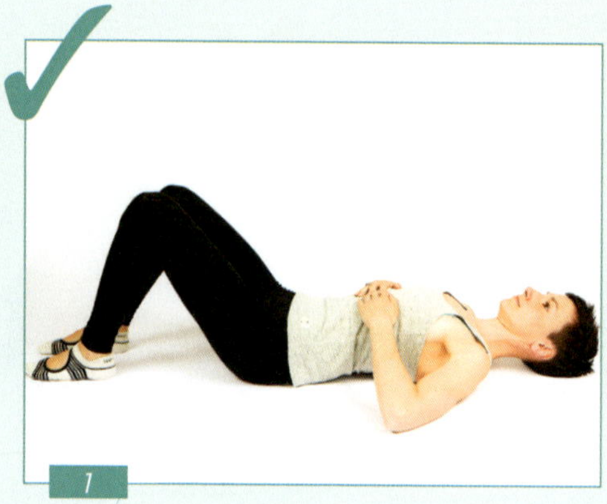

1

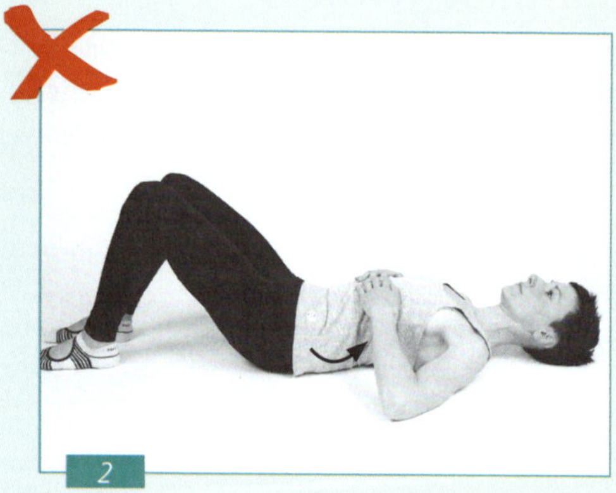

2

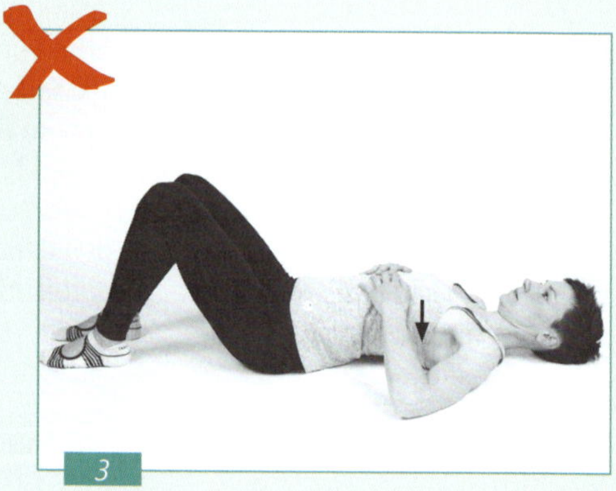

3

Beschreibung: Du liegst auf deinem Rücken und hast die Knie gebeugt, die Füße sind vollflächig aufgestellt (Bild 1). Lege deine Hände auf deine Rippenbögen und beginne mit deiner Pilates-Atmung (vgl. Kap. 4.3.1).

Zum Start der Übung atme vorbereitend ein und rolle ausatmend das Becken auf „dich zu" (das Becken kippt in Richtung Schultern) (Bild 2) – deine Lendenwirbelsäule wird dabei die Unterlage berühren. Rolle dann einatmend dein Becken in Richtung deiner Fersen (Bild 3), deine Lendenwirbelsäule wird einen erweiterten Abstand zur Unterlage einnehmen. Und wieder zurück in die mittlere, die sogenannte *Ausgangsposition* (Bild 1).

Bei dieser liegt dein Becken gleichsam „neutral", das heißt, du hast das Gewicht auf dein Kreuzbein verlagert, deine beiden Beckenknochen und dein Schambein liegen wie „in einer Ebene" und deine Lendenwirbelsäule darf ihre natürliche Krümmung einnehmen.

Imagination: Dein Becken ist wie ein mit Wasser gefüllter Kanister, der hin- und herschwappt.

Dauer: Wiederhole 10 Beckenkippungen in jede Richtung.

Wirkung: Mobilisierung des Beckens, Wahrnehmung und bewusste Herbeiführung der neutralen Beckenposition für das Training.

DON'T: Vermeide während der Übungsprogramme eine übertriebene Krümmung der Lendenwirbelsäule und ein Hochdrücken der Rippen des mittleren Rückens (Bild 3).

DON'T: Vermeide es während des Ausführens der Übungsprogramme, deine Lendenwirbelsäule in die Matte zu pressen oder zu drücken. Achte auf das Aufrechthalten des natürlichen Schwungs deiner Lendenwirbelsäule (Bild 2).

4.3.6 Diese Übungen lasse bitte aus

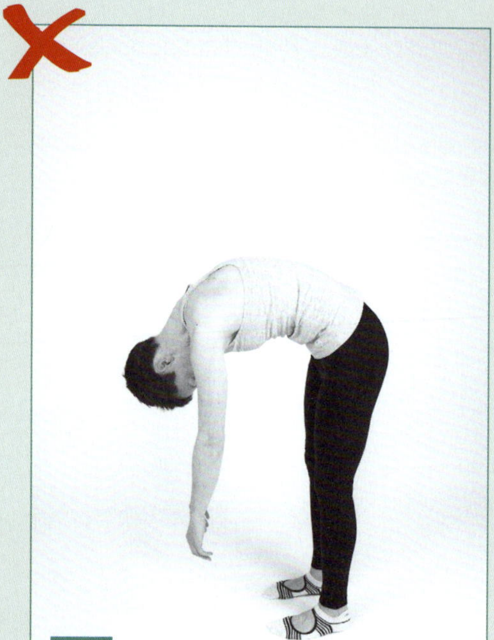

1

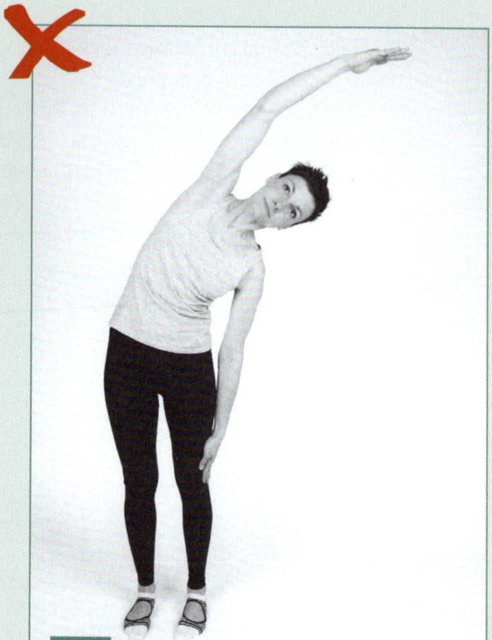

2

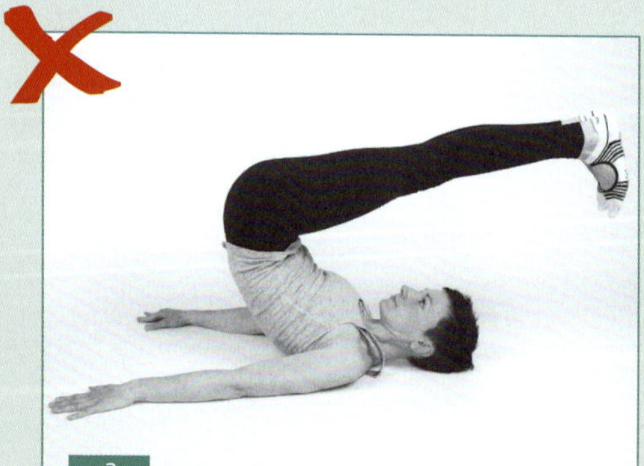

3

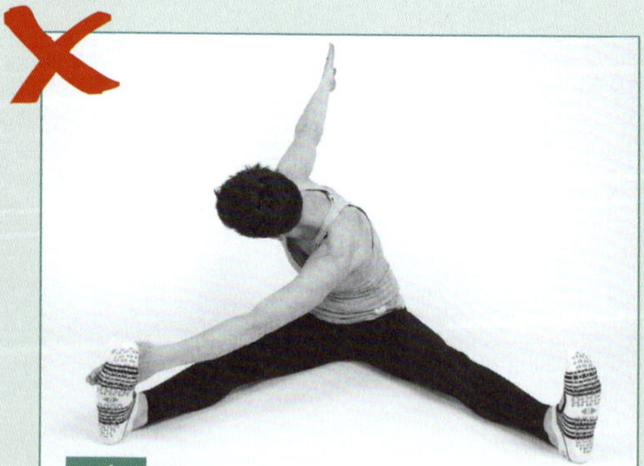

4

Neben vielen wertvollen Übungen gibt es auch so einige, die für deinen konkreten Fall nicht passen; also für eine im Raum stehende oder diagnostizierte Osteoporose. Ich zeige sie dir, damit du deutlich siehst, was dir mehr Schaden als Nutzen bringt im Training. Ich brauche es wahrscheinlich nicht extra zu erwähnen: Selbstverständlich sind die im Folgenden aufgeführten Übungen nicht Bestandteil der Übungsprogramme für dich.

1. **Sich rund nach unten abrollen und rund nach oben aufrollen** (Bild 1)
   Vermeide es, deine Wirbelsäule so rund einzurollen und dich dann nach unten ab- und wieder aufzurollen. Übermäßiges Runden deiner Wirbelsäule ist generell nicht angezeigt bei Osteoporose.

2. **Seitneige** (Bild 2)
   Bitte lasse exzessives Seitneigen weg. Dabei tritt zu viel Belastung auf einzelne Wirbelsegmente auf.

3. **Belastungen der Wirbelsäule in der Rundung** (Bild 3)
   Ein absolutes No-Go ist es, dich „hüftüber" mit den Beinen in der Luft auf deinen Rücken zu rollen. Diese Art der Belastung ist eindeutig gegenangezeigt bei Osteoporose. Sie bringt zu viel Druck auf die Wirbelsäule; eine sogenannte *Loaded Flexion*.

4. **Rotation und Seitneige** (Bild 4)
   Diese Kombination aus Seitneige und Rotation wirkt potenziell stressend, übt zu viel Druck und Scherkräfte auf deine Wirbelkörper aus und ist somit gegenangezeigt.

4.4 Dein vorbereitendes Warm-up

4.4.1 Einleitung

Ein gutes Warm-up (Erwärmung des Körpers) bildet die ideale Grundlage für ein präzises, sicheres und gesundheitsförderliches Osteoporosetraining. Großen Wert lege ich darauf, dass alle großen Gelenke erwärmt werden.

Ein großes Augenmerk lege ich auf die Füße. Sie sind unser erster Berührungspunkt mit dem Erdboden, geben uns über viele kleine Sinnesrezeptoren in Haut- und Fasziengewebe viele Informationen über den Untergrund (Höhe, Tiefe, Bodenwellen, eben, uneben, kalt, warm . . .). Darüber hinaus bilden gut ausgebildete Fußgewölbe sowie stabile Fußgelenke die Basis für einen sicheren Stand und Gang, bilden also auch das Fundament für eine Sturzprophylaxe. Nur wer sicher und ausbalanciert steht und geht, kann sich gut abfangen und somit gerade für Osteoporoseerkrankungen ungünstige Verstauchungen und Brüche vermeiden.

Gut ausgebildete Fußgewölbe und stabile Fußgelenke bilden die Basis für einen sicheren Stand und Gang!

4.4.2 Kristinas TOP FIVE für eine gute Aufwärmung

1. Wärme dich sorgfältig und in Ruhe auf. Sorge für eine ungestörte Trainingsumgebung.
2. Pilates ist als Ganzkörperkraft- und Flexibilitätstraining angelegt, arbeite also deinen gesamten Körper durch.
3. Befolge die Hinweise für eine gute Ausrichtung und technisch optimale Ausführung, um Verletzungen zu vermeiden.
4. Atmen, atmen, atmen - eine tiefe und gute Atmung hilft, die Bronchien optimal mit Sauerstoff zu befüllen, beschert eine gute Haltung und optimale Muskelanspannung.
5. Ran an die Belastung, aber mit Augenmaß! Arbeite bis an die Grenze, aber überlaste dich nicht. Denn gerade zu Beginn müssen auch Gelenke und Sehnen sich an die Belastung gewöhnen.

4.4.3 Fünf organisatorische Tipps vor dem Trainingsbeginn

1. Übe, wenn du ausreichend Zeit hast und möglichst ungestört bist.
2. Übe nicht, wenn du dich krank/sehr erschöpft/sehr müde fühlst.
3. Schalte das Handy aus.
4. Ziehe bequeme Sachen an, lege dir benötigte Utensilien wie eine dämpfende Matte und gegebenenfalls Geräte bereit.
5. Übe barfuß oder in Anti-Rutsch-Socken, sodass du einen guten, sicheren Stand hast und du vor allem deine Füße mittrainieren kannst.

4.5 WARM-UP

1. Fußmassage mit dem Spinefitter

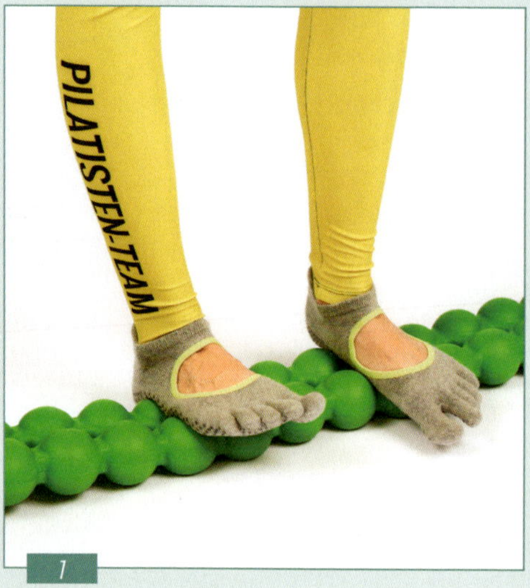

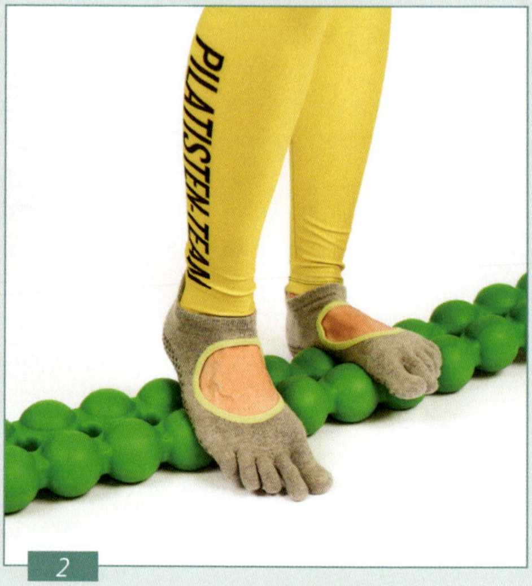

Beschreibung: Platziere deine Füße auf dem Trainingsgerät. Beginne ein kleines „Laufen" auf dem Gerät, bei dem du darauf achtest, eher in dieses „hineinzumassieren", als die Füße davon zu lösen. Drücke die Fußsohlen ins Gerät.

Imagination: Stelle dir vor, du bist bei der Weinlese und quetschst und presst Trauben mit deinen Fußsohlen aus.

Dauer: Massiere 1-2 Minuten lang die Füße.

Wirkung: Erwärmung der Muskeln, Sehnen, der Faszien. Förderung der Tiefenwahrnehmung (Propriozeption), Sensibilität und Kräftigung der Sohle.

Ausrollen oder Selbstmassage

Beschreibung: Setze dich auf einem Hocker oder Stuhl (ohne dich anzulehnen) aufrecht hin und nimm deine Fußsohle in die Hände. Walke und massiere diese erst sanft, dann intensiver durch. Es sollte ein angenehmer „Wohlschmerz" entstehen.

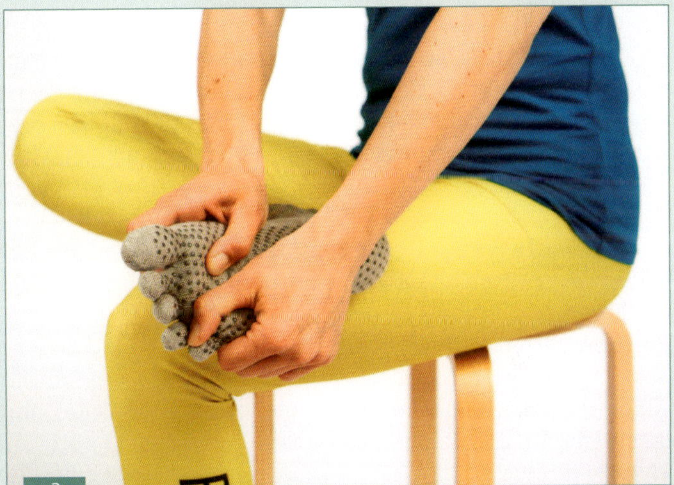

3

Alternativ

2. Innen- und Außenrollen der Füße

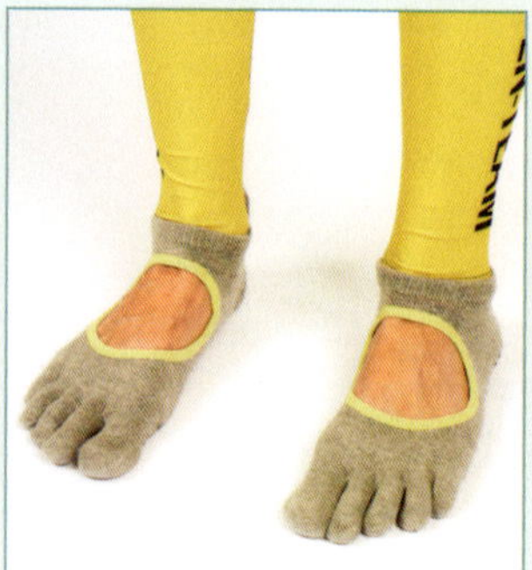

1

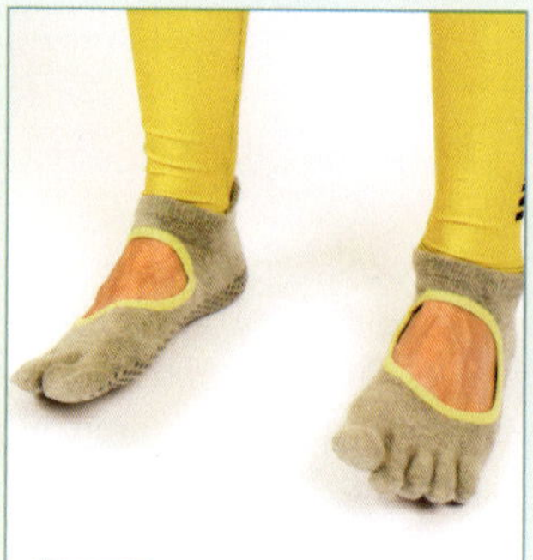

2

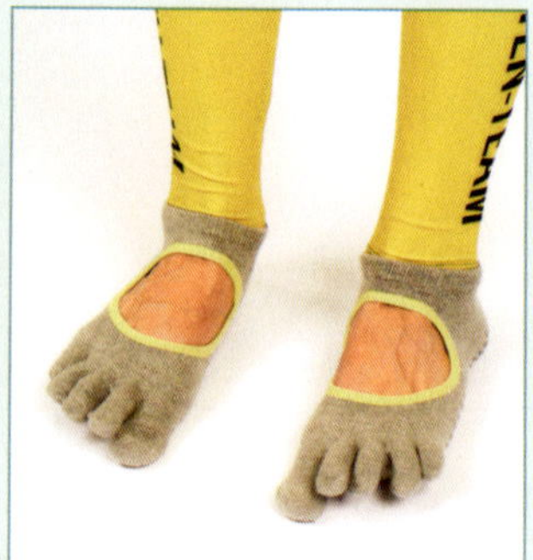

3

Beschreibung: Stelle dich aufrecht und hüftgelenkschmal und parallel hin (Bild 1). Die Fersenmitte sollte in Richtung des zweiten Zehs zeigen. Rolle mit dem gesamten Fuß auf die Außenseite (Bild 2) und die Innenseite deines Fußes (Bild 3), von der Innensohle zum Außenrand. Achte darauf, dass der gesamte Fuß „auf einmal" mitrollt, statt dass nur das Sprunggelenk nach innen knickt.

Imagination: Dein Fuß ist ein kompaktes, hölzernes Boot und fährt zur See. Es hat Schlagseite je nach Wind: einmal zur linken, einmal zur rechten Seite.

Dauer: Wiederhole 10-mal in jede Richtung.

Wirkung: Optimierung der Eversion und Inversion des Fußes, also des Hebens der Außen- und Innenseite. Stabilisiert das Sprunggelenk.

3. Flex-Point der Füße

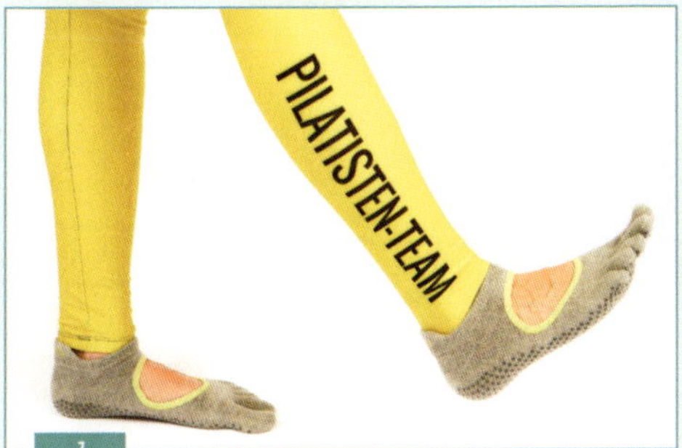

1

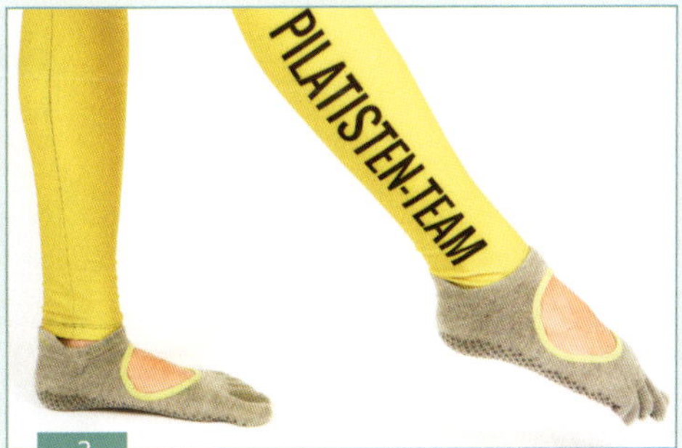

2

Beschreibung: Stelle dich hüftschmal parallel auf und stütze deine Hände in die Hüfte ein. Verlagere das Gewicht auf dein linkes Standbein und lasse somit das rechte Bein erhöht über dem Boden schweben. Beginne, sehr aktiv (Bild 1) den rechten Fußrücken zum Schienbein zu ziehen und dann sehr aktiv in die Gegenrichtung den Fuß „anzuspitzen“ (Bild 2).

Imagination: Denke: „Kurzer Fuß, spitzer, langer Fuß.“

Dauer: Wiederhole anfangs 10–15-mal, später 20-mal/je Seite.

Wirkung: Sprunggelenkkräftigung und Mobilisierung des oberen Sprunggelenks für einen sicheren Stand. Die Belastbarkeit von Knie und Hüfte verbessern in Bezug auf eine gute, aufrechte Beckenstellung.

Varianten

1. Halte dich an einer Stuhllehne/Küchenanrichte fest und verschaffe dir so anfangs zusätzliche Standsicherheit.

2. Starte, ebenfalls einbeinig, große Sprunggelenkkreise, ausdauernd zuerst in die eine und dann in die andere Richtung. Halte eine ganze Weile durch, bis es „brennt“. Wechsle danach auf die andere Seite.

4. Vorwärts- und Rückwärtswippen der Füße

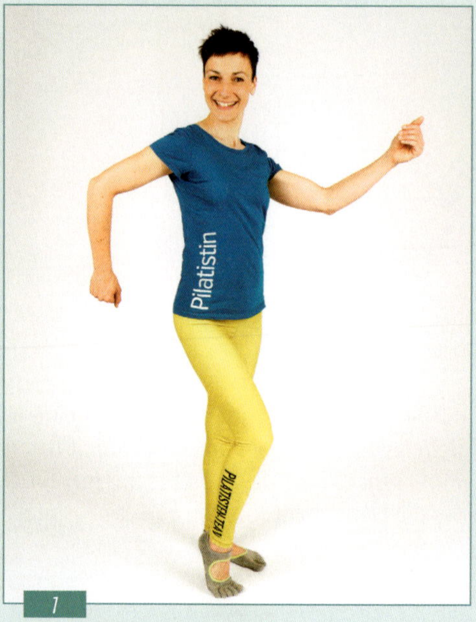

1

Beschreibung: Stelle dich aufrecht und hüftgelenkschmal und parallel hin. Wippe mit dem rechten Fuß auf dem Fußballen, während du zeitgleich das rechte Knie beugst. In diesem Moment steht der linke Fuß komplett auf dem Boden, mit einem verlängerten linken Bein. Wechsle auf die Gegenseite, links beugt, während der linke Fuß sich in den Ballenstand hocharbeitet. Lasse deine Arme locker mitschwingen.

Imagination: Du hast Sprungfedern unter den Fersen. Kaum landet eine Ferse auf dem Boden, federst du dich bereits wieder in den nächsten Ballenstand hinauf.

Dauer: Zwei Minuten lang vorwärts- und rückwärtswippen.

Wirkung: Mobilisierung von Fuß und Knie. Aktiviert die Venen und den Kreislauf. Flexibilisierung der Fußmuskulatur und Kräftigung des Ballens.

Varianten

» Mit Balance Pad oder Kissen (Steigerung!).

» „Walking"/schnelles Gehen am Platz (Steigerung).

5. Armbögen 1

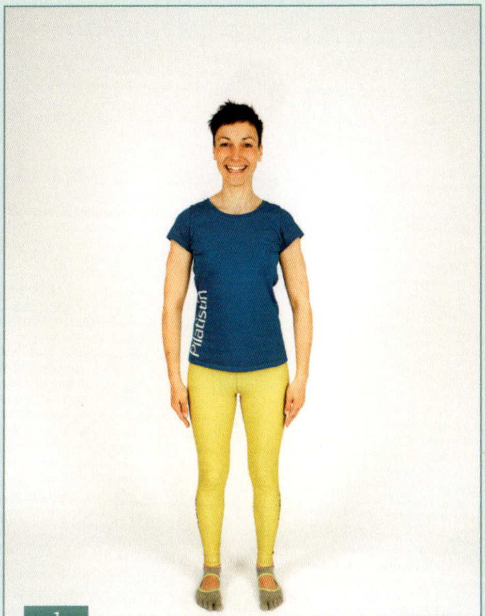

1

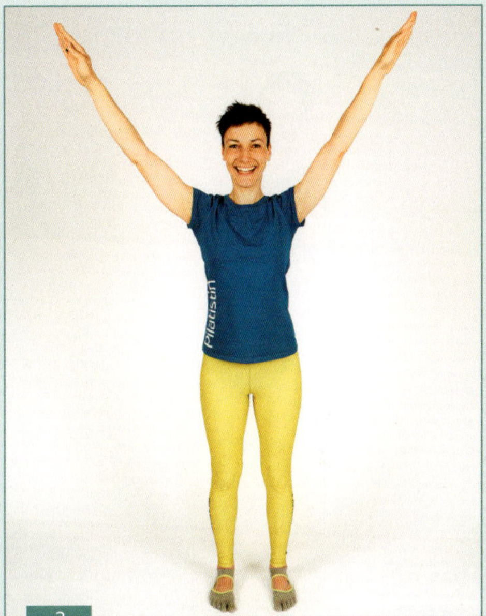

2

Beschreibung: Stelle dich aufrecht hin, strecke deine Wirbelsäule und verlängere deine Arme in Richtung Fußboden. Atme vorbereitend ein, ausatmend hebe deine langen Arme über die Seite an. Senke sie mit dem Einatmen wieder ab. Wiederhole. Achte darauf, deine Schulterblätter in Richtung des Beckens zu senken, während deine Arme zeitgleich anheben. Lasse deine obere Brustwirbelsäule so aufrecht wie möglich.

Imagination: Deine Arme sind Surfbretter und gleiten mit dem Wind hoch auf die Welle, während du auf dem Rückweg Wasser verdrängst und Wassermassen wegschiebst.

Dauer: Hebe und senke dich 5–7-mal.

Wirkung: Mobilisierung des Schultergelenks und Streckung der Brustwirbelsäule. Aktivierung. Kräftigung der Armhebemuskulatur (vor allem M. deltoideus, M. pectoralis major, M. biceps brachii, M. coracobrachialis) gegen die Schwerkraft.

6. Armbögen 2

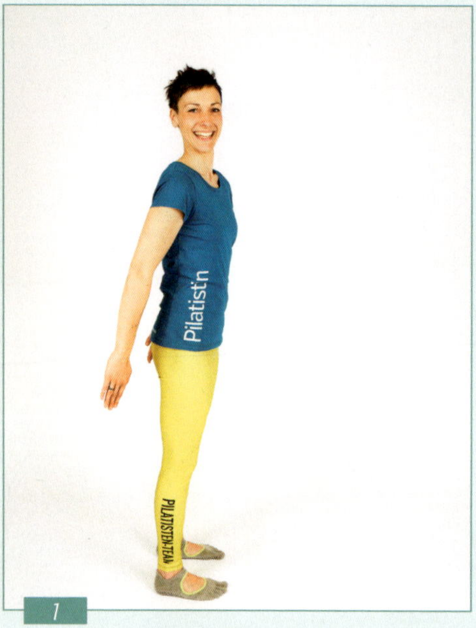

1

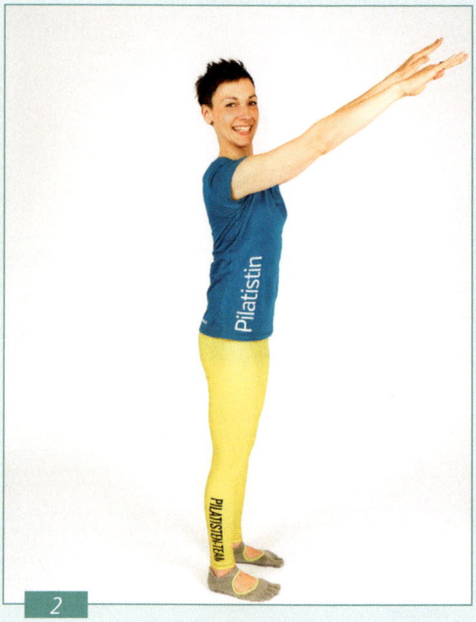

2

Beschreibung: Stelle dich aufrecht hin, strecke deine Wirbelsäule und verlängere deine Arme in Richtung Fußboden. Atme vorbereitend ein, ausatmend hebe deine gestreckten Arme über vorne an. Ausatmend senke beide Arme wieder in Richtung des Beckens/der Oberschenkel ab und schiebe diese, so weit du kannst, „nach hinten" in Richtung des Gesäßes. Wiederhole den Bewegungsablauf. Achte darauf, deine Schulterblätter in Richtung des Beckens zu senken, während deine Arme zeitgleich anheben. Lasse deine obere Brustwirbelsäule so aufrecht wie möglich.

Imagination: Drücke mit deinen starken Armen dicke Regenwolken in Richtung Erdboden.

Dauer: Hebe und senke dich 5-7-mal.

Wirkung: Mobilisierung und Kräftigung des Schultergürtels, des Bizeps und des Trizeps sowie der Schultergelenkmuskulatur.

7. Grand Plié 1: Hüftkreise seitwärts

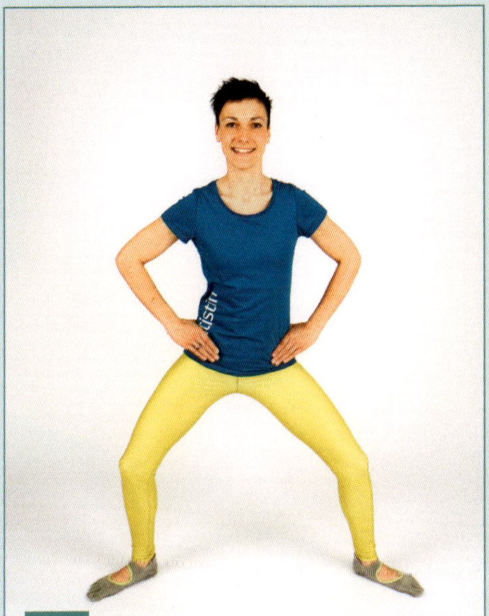

1

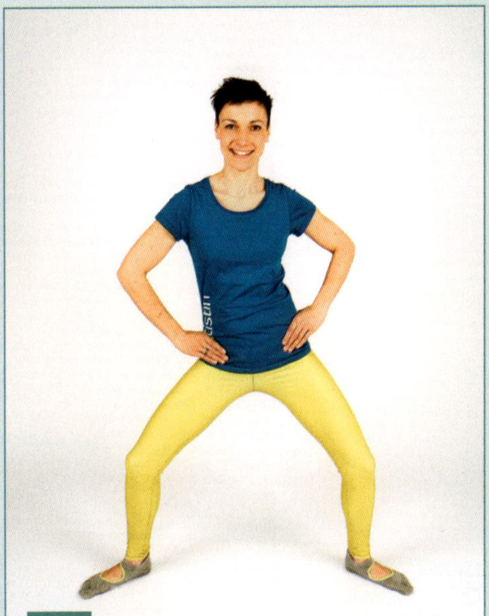

2

Beschreibung: Stelle dich überhüftbreit auf und drehe deine Oberschenkel in der Hüfte so weit nach außen, dass die Kniescheiben in Richtung des zweiten Zehs blicken können, wenn du die Knie beugst. Stütze deine Hände in die Hüften und schwinge dein Becken von rechts nach links und von links nach rechts. Wiederhole und kreiere fließende, rollende Bewegungen.

Imagination: Deine linke Beckenschaufel schwingt zum Ohr, dann möchte mal die rechte Beckenschaufel zum rechten Ohr.

Dauer: 10-mal in jede Richtung ausführen.

Wirkung: Mobilisation des Beckens und Aktivierung des Beckenbodens sowie der tief liegenden Hüftmuskeln.

8. Grand Plié 2: Hüftschaufel „vorwärts-rückwärts"

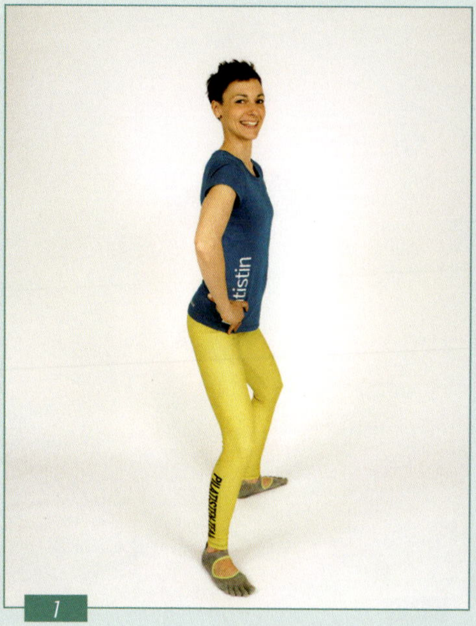

1

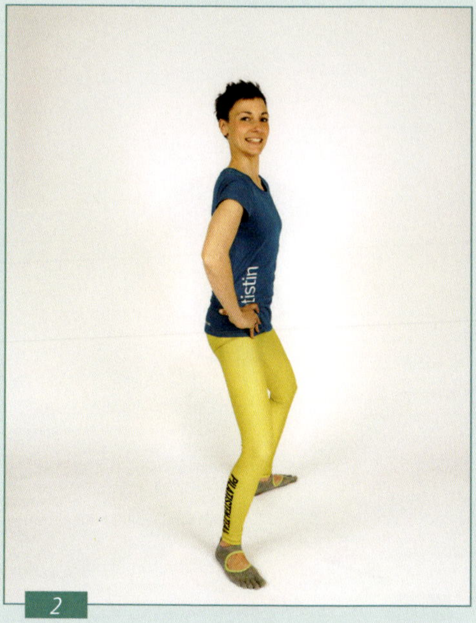

2

Beschreibung: Stelle dich überhüftbreit auf und drehe deine Oberschenkel in der Hüfte so weit nach außen, dass die Kniescheiben in Richtung des zweiten Zehs blicken können, wenn du die Knie beugst. Stütze deine Hände in die Hüften und schaufle dein Becken vor und zurück. Dein Becken „dreht sich dabei auf den Oberschenkelknochen" vor und zurück, vor und zurück.

Imagination: An deinen Sitzknochen blinken Taschenlampen. Diese starten mit ihrem Lichtkegel an den Fersen und malen dann Lichtkegel auf die Waden, Kniekehlen und an die Oberschenkelinnenseiten, je mehr du dein Becken nach vorne einrollst.

Dauer: 10-mal in jede Richtung durchführen.

Wirkung: Mobilisation des Beckens.

9. Sitz: Pilates-Atmung

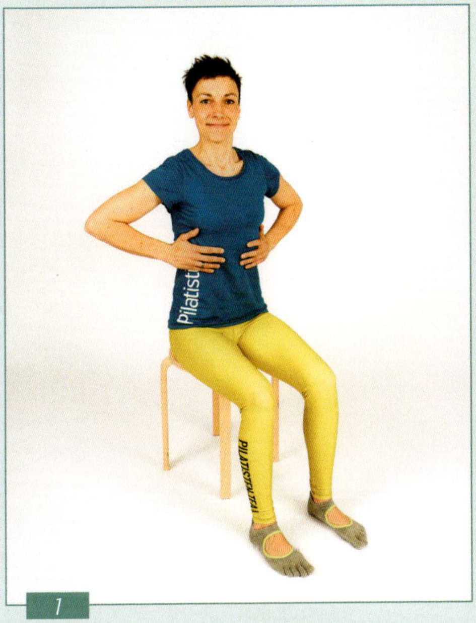

1

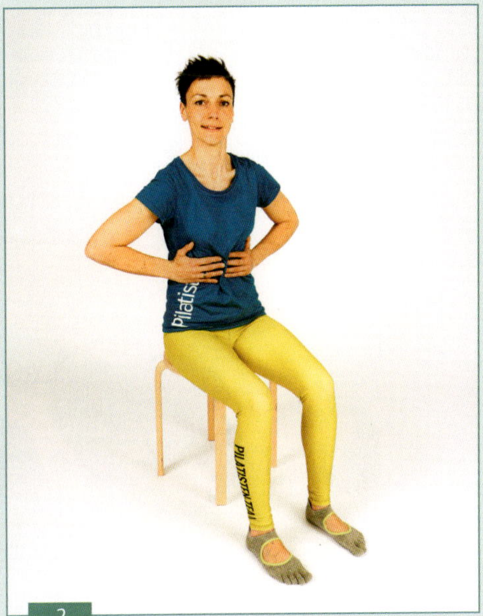

2

Beschreibung: Setze dich auf einem Hocker oder auf einem Stuhl (ohne dich anzulehnen) ganz aufrecht hin. Lege deine Hände auf die Rippenbögen und sende deinen Atem in deine Hände. Ausatmend beobachte, wie deine Rippenbögen „zusammenschwenken" und etwas weniger Platz einnehmen als bei der Einatmung. Wiederhole den Ablauf. Erweitere und vertiefe deine Ein- und Ausatmung stetig und beobachte, ob du den Atem zusätzlich auch in den mittleren Rücken, in den hinteren Bereich der Rippen, ausdehnen kannst.

Imagination: Habe das Gefühl, du thronst hoch oben auf deinen Sitzknochen. Deine Rippen schwingen wie ein Akkordeon auf und zu.

Dauer: 2–3 Minuten lang ausführen.

Wirkung: Rippenmobilisation, Aktivierung und Einüben der Pilates-Atmung und Vorbereitung auf alle atembegleiteten Übungen. Aktivierung der „Zwerchfellatmung" für die Pilates-Zentrierung.

10. In Rückenlage Bauchspannung aufbauen

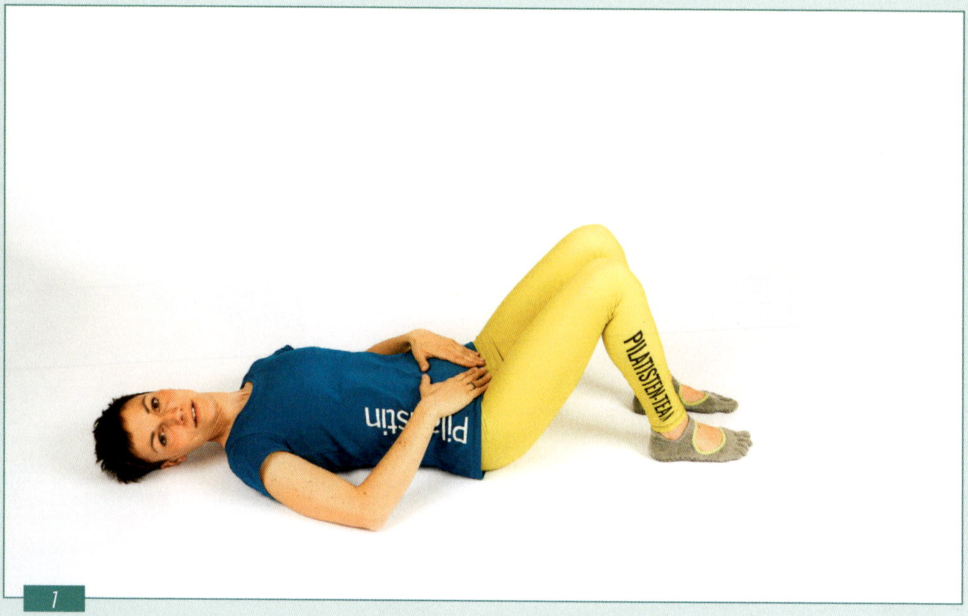

1

Beschreibung: Lege dich auf dem Rücken ab und platziere deine Hände auf deinem Unterbauch. Atme durch die Nase ein in deine seitlichen Rippenbögen, mit dem Ausatmen ziehe den Unterbauch unter deinen Händen nach innen und oben.

Imagination: Stelle dir vor, du wolltest den Reißverschluss einer sehr engen Jeans schließen von unten nach oben. Die Jeans reicht bis zum Bauchnabel.

Dauer: 10 Ein- und Ausatemzüge ausführen.

Wirkung: Aktivierung der tiefen Bauchmuskulatur, des Beckenbodens. Zwerchfellansprache. Aktivierung der tiefen queren Bauchmuskeln bis zur Rückenfaszie.

11. Bauchspannung und Einbeinheber

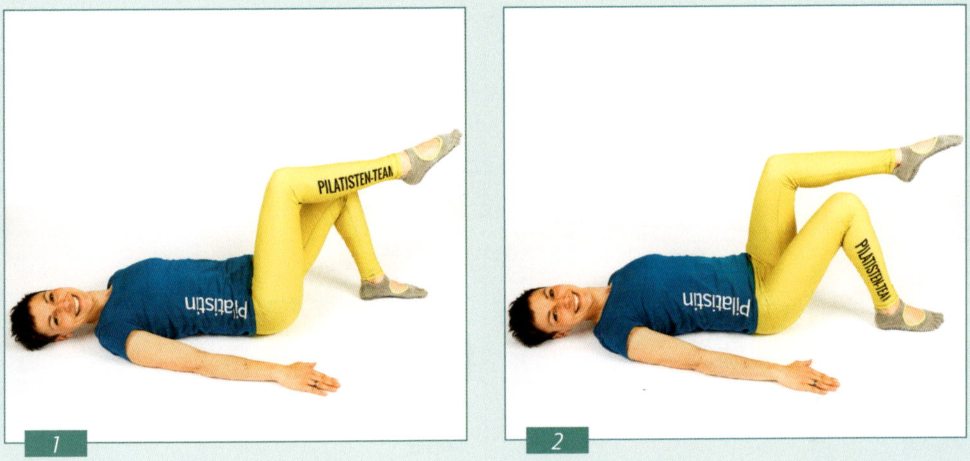

Beschreibung: Lege dich auf dem Rücken ab und beginne mit deiner Pilates-Atmung. Atme vorbereitend ein, mit der Ausatmung hebe unter Bauchspannung (vgl. Übung 9, S. 83) das rechte Knie senkrecht über die rechte Hüfte (Bild 1). Setze es einatmend ab und hebe ausatmend das linke Knie über die linke Hüfte (Bild 2).

Imagination: Dein Knie schwebt wie an einem seidenen Faden gezogen über deiner Hüfte. Das Bein wird muskulär gesteuert wieder auf den alten Fleck am Boden zurückgestellt.

Dauer: 5-7-mal je Seite durchführen.

Wirkung: Aktivierung der tiefen Bauchmuskulatur, insbesondere der tiefen schrägen Bauchmuskeln. Einleitung der Beinbewegung aus der Körpermitte.

12. Kniebeuge und -streckung üben in Rückenlage

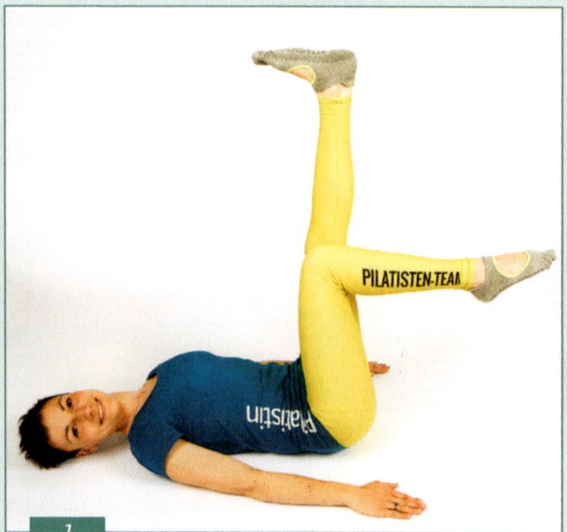

1

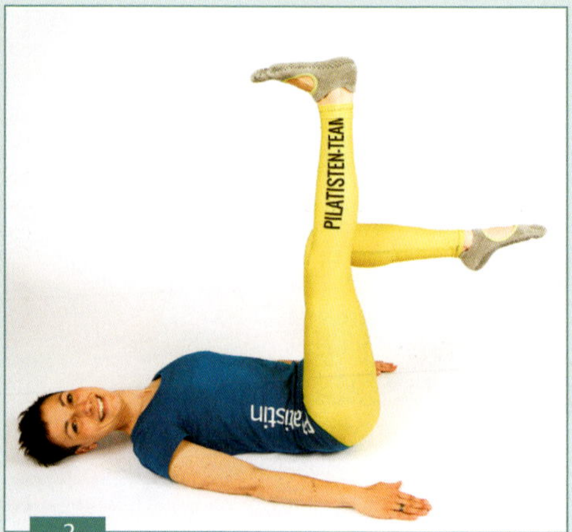

2

Beschreibung: Lege dich auf dem Rücken ab und beginne mit deiner Pilates-Atmung. Atme vorbereitend ein, mit der Ausatmung hebe unter Bauchspannung (vgl. Übung 9, S. 83) das rechte Knie senkrecht über die rechte Hüfte. Hole mit der nächsten Ausatmung unter Bauchspannung auch das linke Knie in den „90-Grad-Winkel" und strecke es aus (Bild 1). Einatmend beuge das linke Knie wieder und ausatmend strecke nun das rechte Knie (Bild 2). Beuge und strecke „muskulär, geführt", ohne das Knie zu überstrecken oder in die Streckung „wippen" zu lassen.

Imagination: Du trittst mit deiner Fußsohle an eine direkt über dir befindliche Decke „aus Glas".

Dauer: Wiederhole 8-10-mal je Seite.

Wirkung: Sprunggelenkkräftigung und Mobilisierung des oberen Sprunggelenks für einen sicheren Stand. Belastbarkeit von Knie und Hüfte verbessern in Bezug auf eine gute, aufrechte Beckenstellung.

13. Kniebeuge/Händestütz

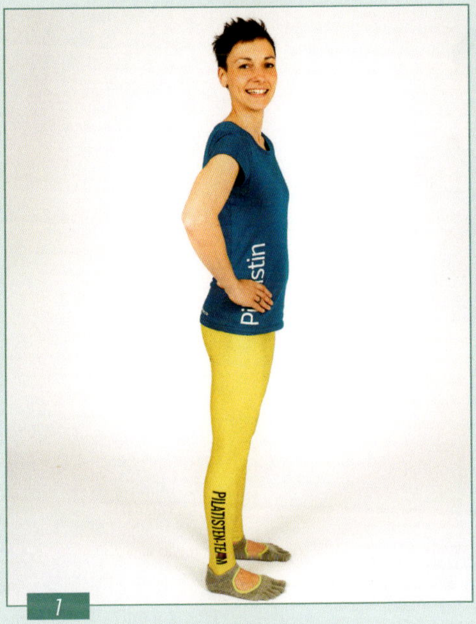

1

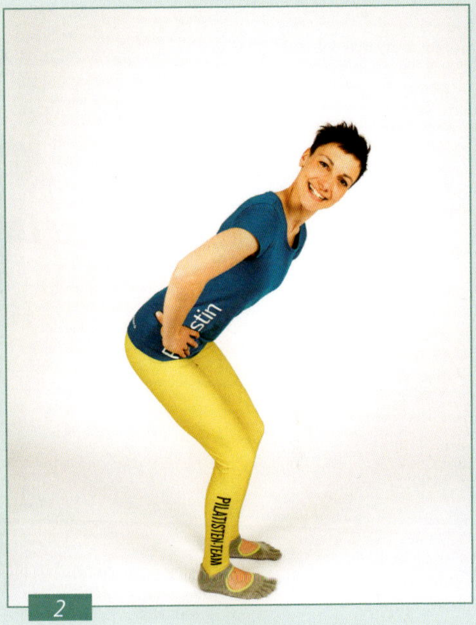

2

Beschreibung: Starte im aufrechten, hüftschmal-parallelen Stand, deine Hände stützen seitlich auf den Hüften ab. Deine Fersen stehen also in der Linie deiner Sitzhöcker. Strecke deine Wirbelsäule einatmend lang aus (Bild 1) und beuge deine Hüften und Knie in eine tiefe Knie-Hüft-Beuge. Dein Gesäß schiebe bei geradem Rücken so weit zurück, dass du fast das Gefühl bekommst, deine Zehen lösen sich vom Boden ab. Atme vorbereitend ein und halte die Länge deiner Wirbelsäule. Ausatmend drücke dich aus den starken Fußsohlen und aktiven Pomuskeln in den aufrechten Stand zurück.

Imagination: Mache eine Bügelfalte auf Hüfthöhe in deine Trainingshose. Knicke und falte diese und dann entfalte sie wieder.

Dauer: 10–20–30 langsam steigern (beginne mit 10).

Wirkung: Kräftigung des Beckengürtels und der Oberschenkel. Wahrnehmung der Pomuskulatur und Rückenkräftigung.

14. Stand: Verankerung im Raum und Stretch der Wirbelsäule

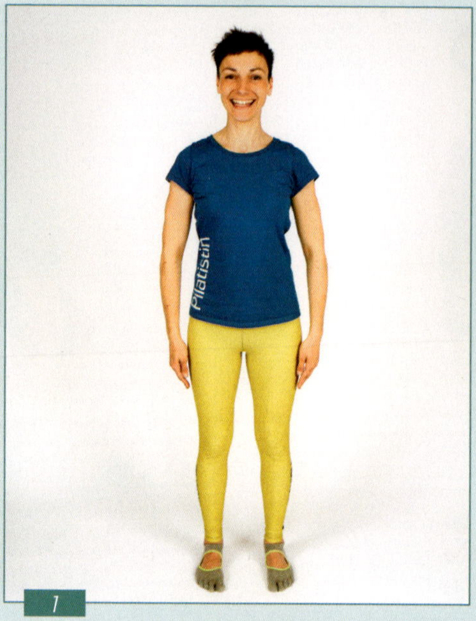

1

Beschreibung: Stelle dich hüftgelenkschmal und parallel auf und straffe deine Wirbelsäule. Schiebe deine Fußsohlen in den Boden, deinen Scheitel gen Zimmerdecke und verlängere dich mit jedem Atemzug (Einatmung), den du nimmst. Mit jeder Ausatmung halte die gewonnene Länge.

Imagination: Deine Wirbelsäule wird an einem seidenen Faden gen Himmel gezogen und du wirst länger und länger.

Dauer: 1-2 Minuten lang durchführen.

Wirkung: Kräftigung der Rückenstrecker und Wahrnehmung im Raum. Ankommen und Verankerung für das nachfolgende Workout.

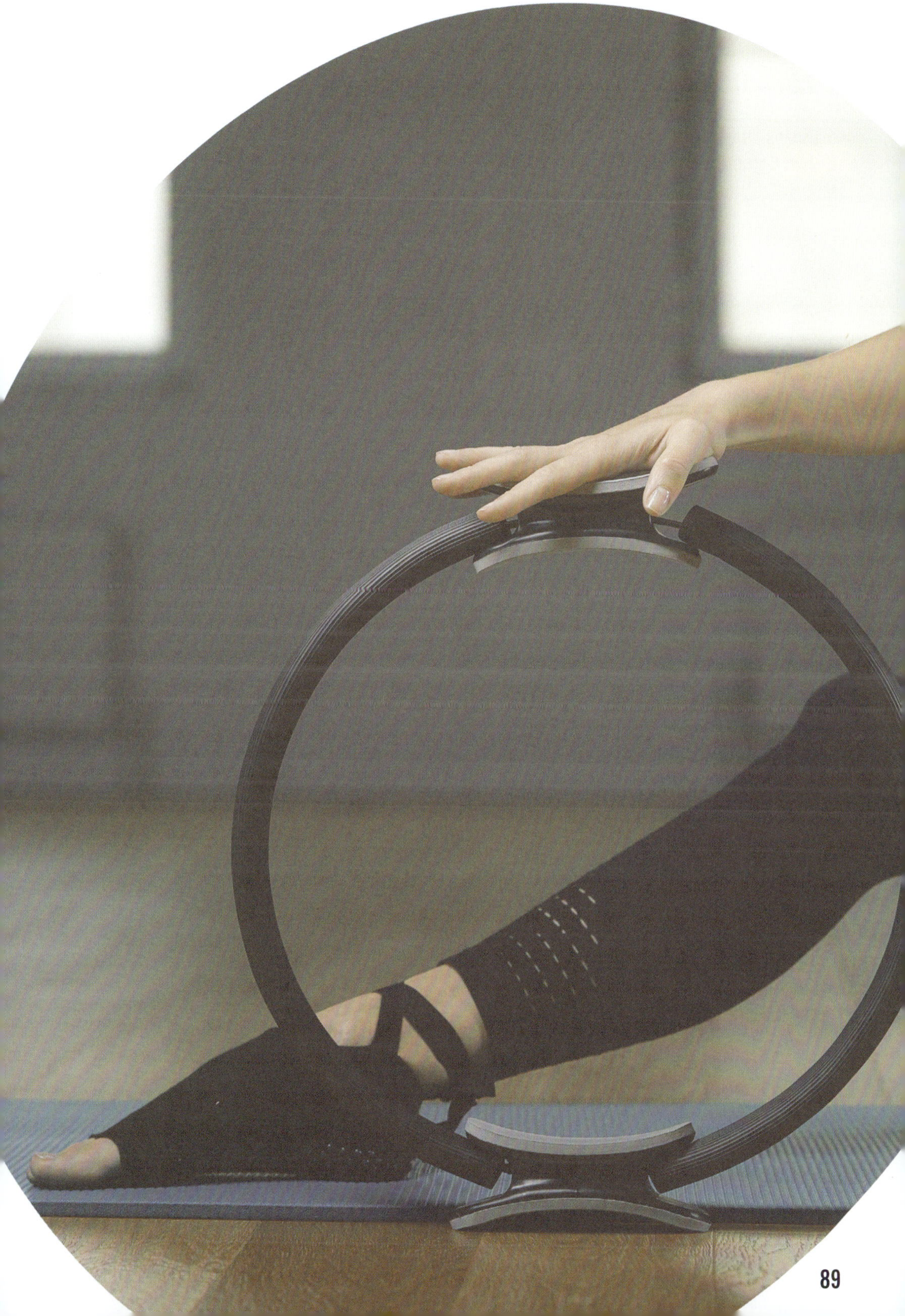

4.6 Trainingsprogramm 1 für Einsteiger

Dieses Übungsprogramm bildet, nach Absolvierung des Warm-ups, einen guten Einstieg in dein Osteoporose-Pilates-Training.

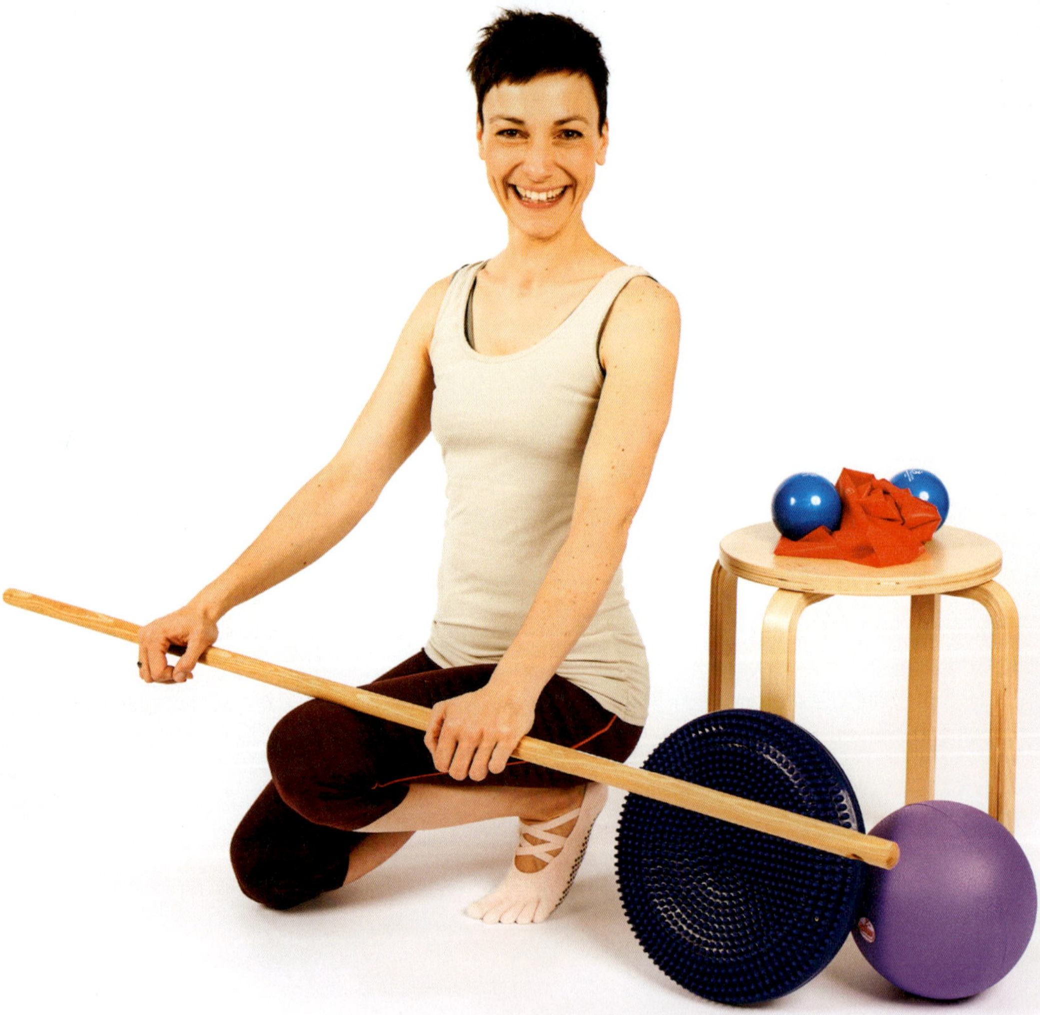

1. Knie-Schienbein-Aktivierung

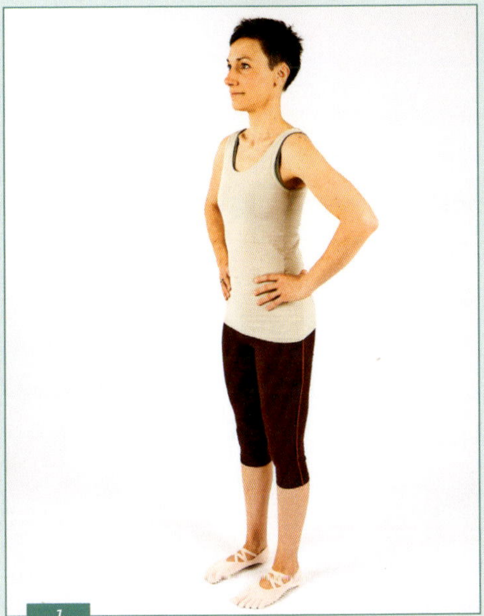
1

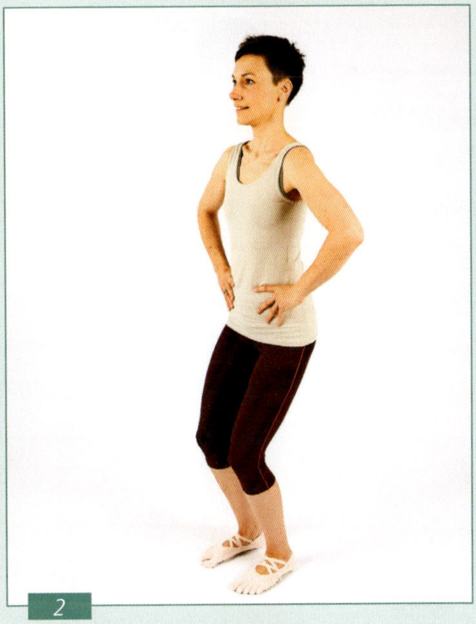
2

Beschreibung: Beginne in hüftschmaler und paralleler Ausgangsposition (Bild 1). Straffe deine Wirbelsäule und stütze deine Hände in die Hüften. Atme ein, während du mit aufrechtem Oberkörper deine Knie deutlich und so weit beugst, wie die Fersen am Boden bleiben können (Bild 2). Ausatmend drücke dich aus deinen Fußsohlen hoch, spanne dabei deine Körpermitte an. Achte darauf, dass die gesamte Zeit deine Schultern senkrecht über dein Becken „gestapelt" bleiben. Du solltest beim Beugen deiner Knie eine deutliche Belastung deiner Schienbeine bemerken. Deine Knie blicken in die Richtung deines zweiten Zehs.

Imagination: Deine Knie sind magnetisch. Sie werden von einem starken Magneten zu der Wand vor dir gezogen. Gegen den Widerstand des Magneten löse die Knie und strecke sie.

Dauer: Wiederhole 10-mal die Schienbeinarbeit. Die optimale Stellung des Fußgelenks einüben.

Wirkung: Stärkung der gesamten sprunggelenkstabilisierenden Muskulatur, Stärkung der Schienbeinmuskulatur.

2. Tiefe Knie-Hüft-Beuge

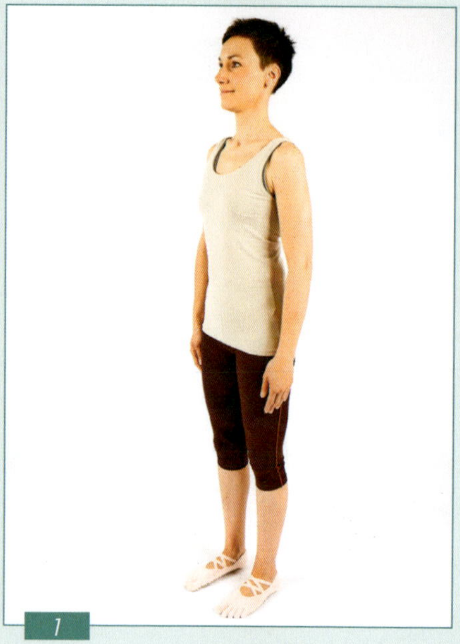

1

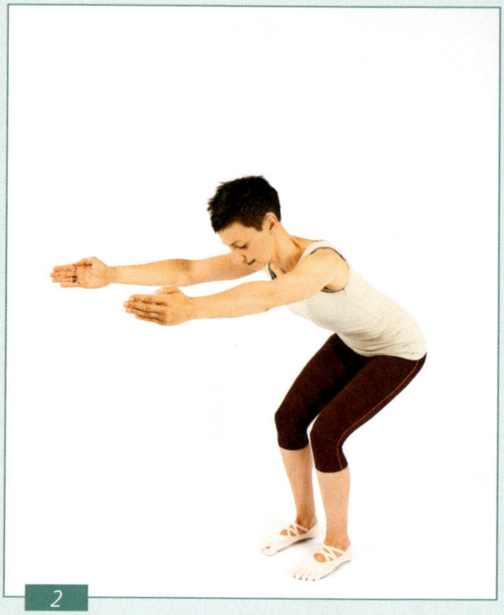

2

Beschreibung: Beginne in hüftschmaler und paralleler Ausgangsposition (Bild 1). Straffe deine Wirbelsäule. Atme ein, während du mit aufrechtem Oberkörper deine Knie deutlich und so weit beugst, wie die Fersen am Boden bleiben können (Bild 2). Dabei nimmst du deine Arme in einem weiten Bogen nach vorne und faltest zeitgleich auch deine Hüften. Es entsteht eine tiefe Knie- und Hüftbeuge. Dein Rücken bleibt lang aufgespannt, ebenso wie dein Nacken.

Ausatmend aktiviere deine Körpermittenspannung und drücke dich aus starken Fußsohlen und aktiviertem Gesäß wieder nach oben in deine aufrechte Position im Stand. Nimm dir Zeit für eine gute und saubere Ausführung.

Imagination: Hänge dein Gesäß wie nasse Wäsche „zum Trocknen" aus.

Dauer: Starte anfangs mit 10 Wiederholungen. Später kannst du dich auf 20 oder 30 steigern.

Wirkung: Aktivierung der Hüftgelenk- und Gesäßmuskulatur. Stärkung der Oberschenkel, der Knie und der Sprunggelenke.

Variante

Beginne mit der Übung Knie-Schienbein-Aktivierung und schließe danach direkt die Übung tiefe Knie-Hüft-Falte an. Atme unten vorbereitend ein, richte danach erst nur den Oberkörper auf (entfalte die Hüfte), danach strecke „nur" die Knie.

3. Grand Plié/große Kniebeuge

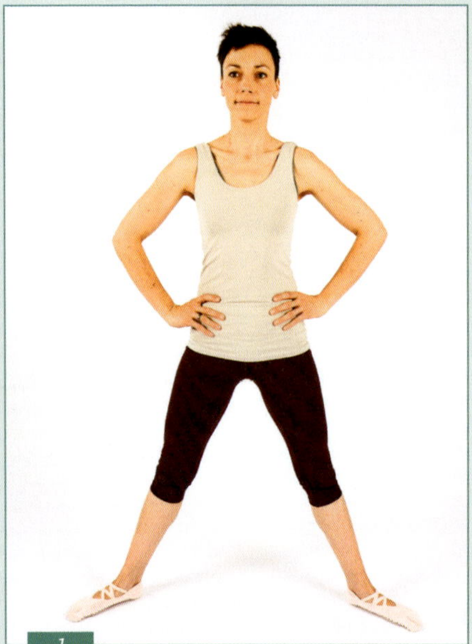

1

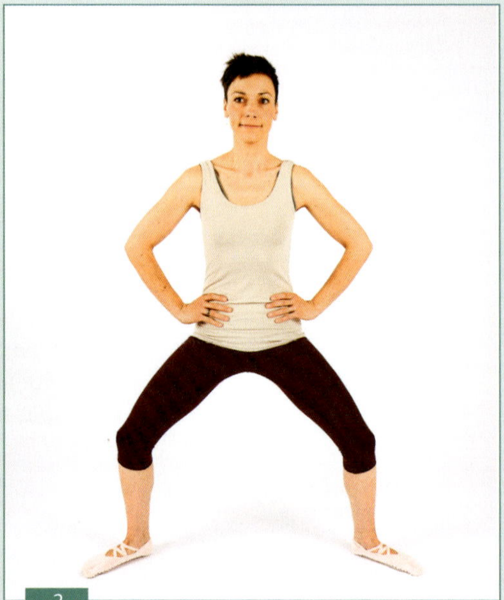

2

Beschreibung: Du stehst in einem deutlich überhüftbreiten Stand (Bild 1). Deine Zehenspitzen zeigen nach außen. Deine Hände stützen in die Hüften und straffe deine Wirbelsäule. Atme vorbereitend ein, um mit der Ausatmung deine Knie zu beugen (Bild 2).

Achtung: Bleibe aufrecht, das bedeutet, die Schultern befinden sich die gesamte Zeit senkrecht über deinem Becken.

Imagination: Langsam und elegant, wie ein alter Fahrstuhl in einem Gründerzeithaus, schwebt dein Becken eine Etage tiefer und eine höher. Eine tiefer und eine höher ...

Dauer: Wiederhole für 10 Kniebeugen.

Wirkung: Aktivierung der Hüftgelenk- und Gesäßmuskulatur, insbesondere der Außenrotatoren. Stärkung der Oberschenkel. Gewichtsübernahme und Stärkung der Knie und der Sprunggelenke.

Variante

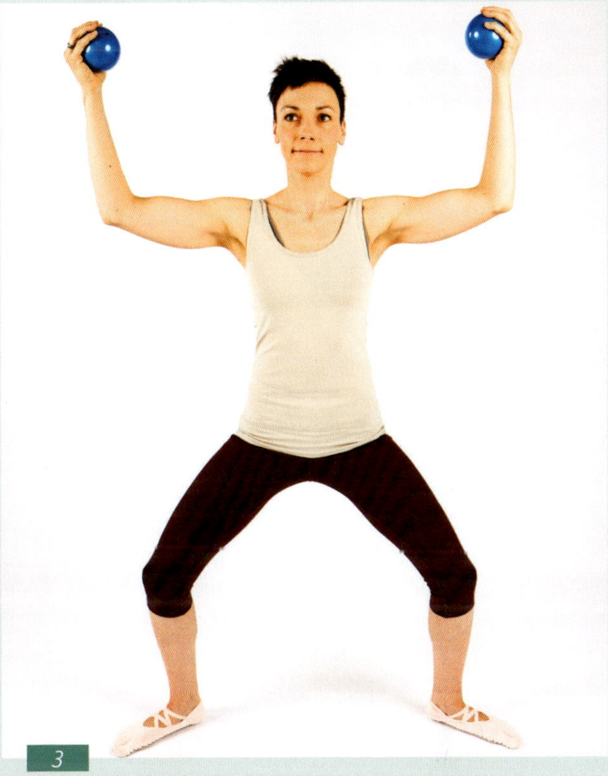

3

Steigerung: Nutze kleine Gewichtsbälle und beginne in einem deutlich überhüftbreiten Stand (Bild 3). Deine Zehenspitzen zeigen nach außen. Die Arme halte lang ausgestreckt, die Gewichte befinden sich in deinen Händen. Wenn du in die Kniebeuge hineingehst, hebe zeitgleich deine Arme in eine „U"-Position an. Strecke diese auf dem Rückweg wieder aus.

4. Windmühlenarme

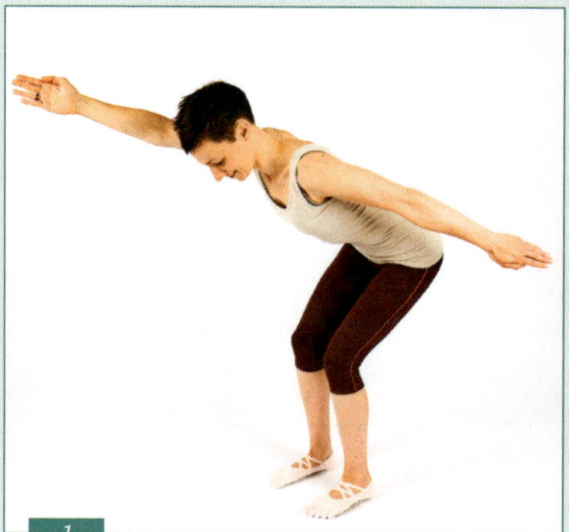

1

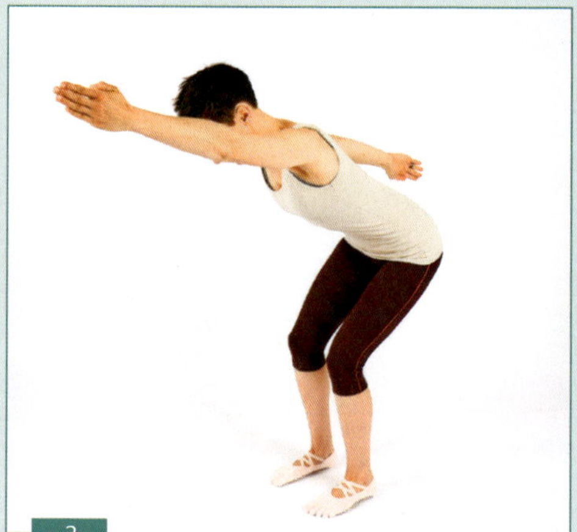

2

Beschreibung: Komme bei einem hüftschmalen und parallelen Stand in eine tiefe Knie-Hüft-Beuge. Lasse deinen Rücken so lang wie möglich und verlängere Kopf und Nacken in entgegengesetzter Richtung zu deinen Sitzbeinhöckern. Gleichmäßig ein- und ausatmend, aktivierst du deine Körpermitte, während du wechselseitig deine Arme bewegst. Schwinge den linken Arm lang nach vorn zum Kopf (Bild 2), während dein rechter Arm lang und gerade am Becken vorbeizieht. Dann wechselst du und schwingst den rechten Arm nach vorn (Bild 1) und den linken Arm am Körper vorbei.

Imagination: Deine Arme bewegen sich wie große, hölzerne Windmühlenblätter auf und nieder.

Dauer: 10-mal je Armseite durchführen.

Wirkung: Kräftigung des Schulter-Arm-Komplexes und Mobilisierung der Nackenmuskulatur. Rückenkräftigung.

Variante

Schwinge deine Arme wechselseitig mit Gewichten in den Händen. Profitiere vom verbesserten Schwungempfinden und stärke deine Schultergürtel- und Armmuskulatur.

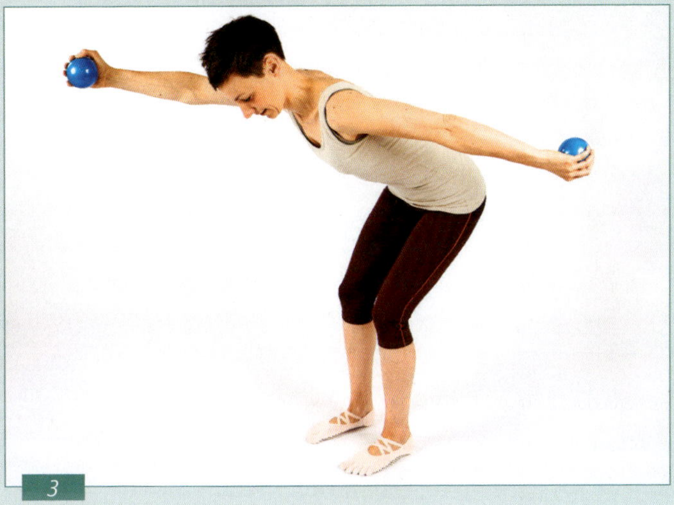

3

5. Stand: Einbeinrollen

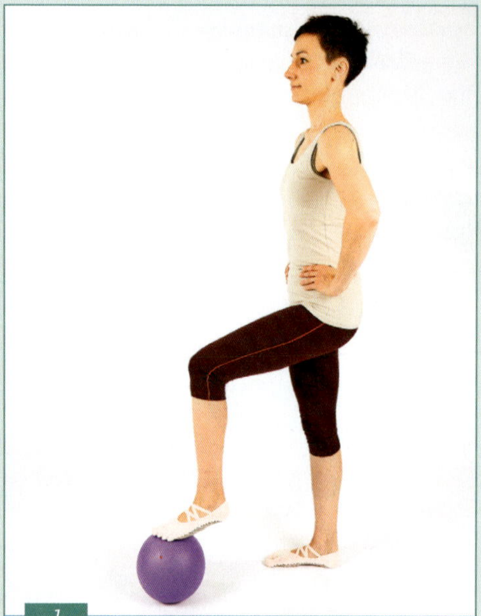

1

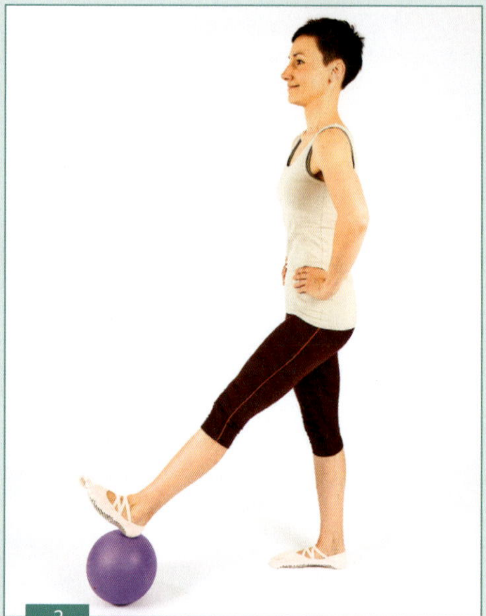

2

Beschreibung: Stelle dich aufrecht hin und straffe die gesamte Wirbelsäule, dein Kopf thront „hoch oben auf der Wirbelsäule". Stütze deine Hände ein und verlagere aktiv das Gewicht auf dein rechtes Bein, während du einen bereitgelegten Medizinball unter deinem linken Fuß platzierst (Bild 1). Atme vorbereitend ein, mit der Ausatmung aktiviere deine Körpermitte und strecke dein Bein (Bild 2). Beuge und strecke dich erneut, fahre fort.

Wichtig: Sorge für ein stets aktives Standbein. Wechsle dann auf deine andere Seite.

Imagination: Du schwebst auf deinem Standbein, während dein Spielbein einen empfindlichen, hauchdünnen Porzellanball rollt.

Dauer: 10 Wiederholungen je Seite durchführen.

Wirkung: Den Einbeinstand einüben. Kräftigung von Gesäß und Oberschenkel sowie Verbesserung der Balance.

Geräte: Medizinball, Fußball, Ball.

1. Strecke beide Arme zu den Seiten hin lang aus und probiere, den Ball flüssig zu dir und von dir wegzurollen (Bild 3).

2. Versuche, so wenig Gewicht wie möglich auf das Bein zu legen, das den Ball vor- und zurückrollt und hebe und senke die Arme (Armkreise).

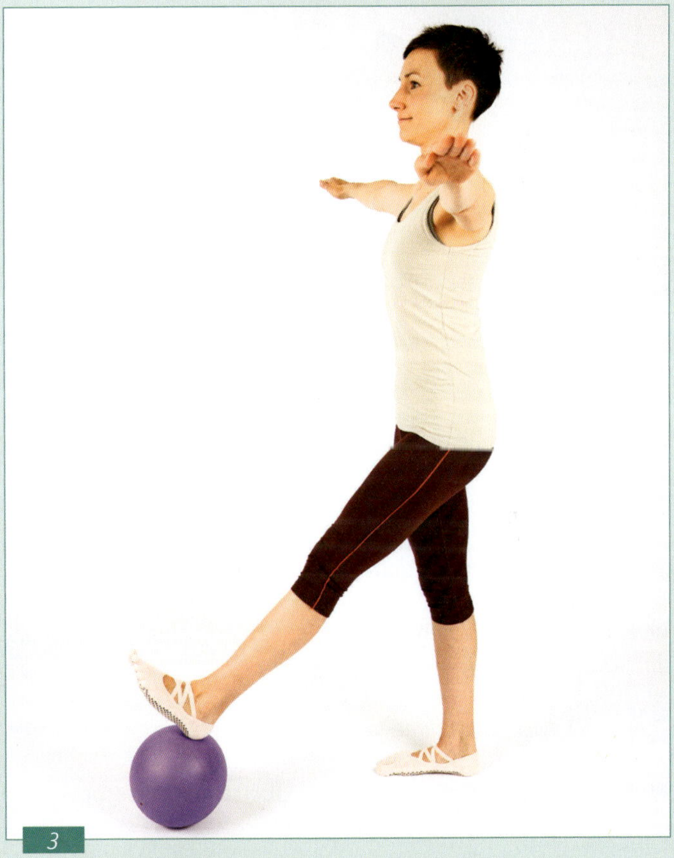

3

Varianten

6. Stand: Einbeinheber

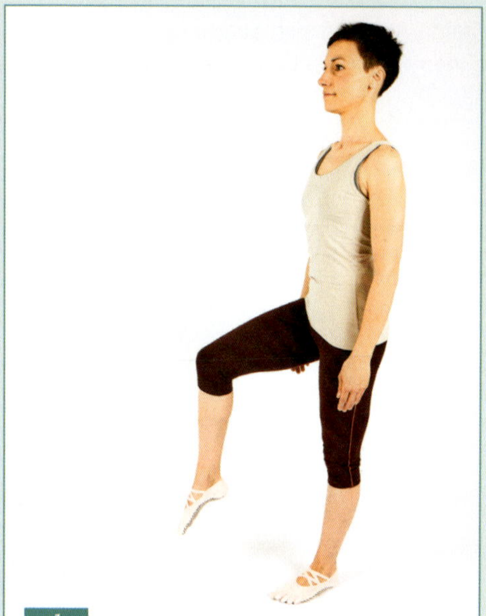

1

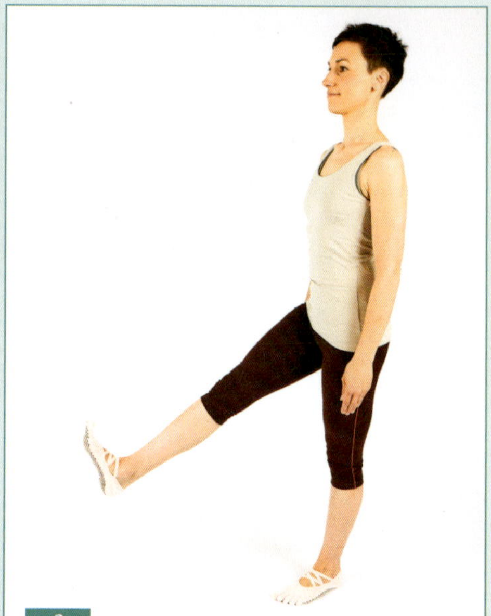

2

Beschreibung: Stelle dich aufrecht hin und straffe die gesamte Wirbelsäule, dein Kopf thront „hoch oben auf der Wirbelsäule". Verlängere deine Arme und verlagere aktiv das Gewicht auf dein linkes Bein (Bild 1). Atme vorbereitend ein, mit der Ausatmung strecke dein rechtes Bein aus (Bild 2) und halte dabei die Höhe des Beins und das Gleichgewicht. Einatmend beuge das Bein wieder. Wiederhole und wechsle später zum anderen Bein.

Imagination: Mit deinem aktiven Spielbein „schiebst du einen riesigen Stapel Kartons von dir" weg.

Dauer: 10 Wiederholungen je Seite durchführen.

Wirkung: Kräftigung von Gesäß und Oberschenkel. Verbesserung der Balance sowie Sturzprophylaxe.

Variante

Du stehst mit beiden Beinen auf einer instabilen Unterlage und hältst die Balance. Atme fließend ein und aus und aktiviere deine Körpermitte (Bild 3).

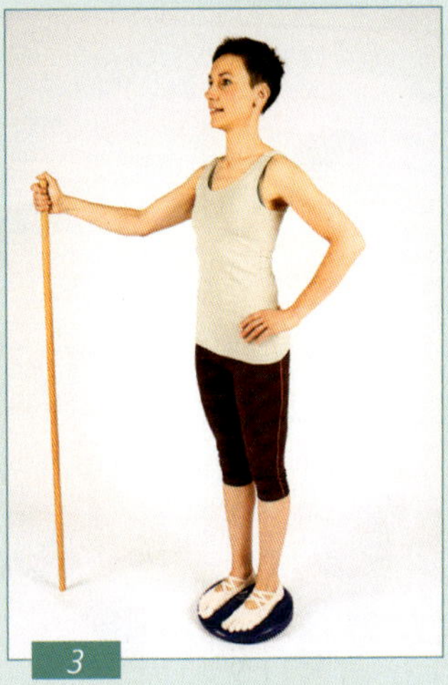

3

Hinweis: Eine Wackelunterlage unter deinen Füßen hilft ungemein, um die Tiefenmuskulatur aufzubauen. Dazu kannst du z. B. das Balance Pad von Sissel nutzen. Für den Anfang suche dir mit einer Hand eine Hilfestellung wie eine Türklinke, Wand oder einen Besenstiel, um die Balance zu wahren. Später kannst du dich, wenn das Ausbalancieren und Stehen besser funktioniert, herausfordern, indem du den Stab mal vom Boden anhebst oder die Hand von der unterstützenden Wand/Klinke löst.

Variante und Steigerung

Du stehst auf einer instabilen Unterlage und hebst zusätzlich im Wechsel bei intensiver Pilates-Atmung und Körpermittenspannung ein Bein. Du solltest davor gut mit beiden Füßen am Boden geübt haben (Bild 4).

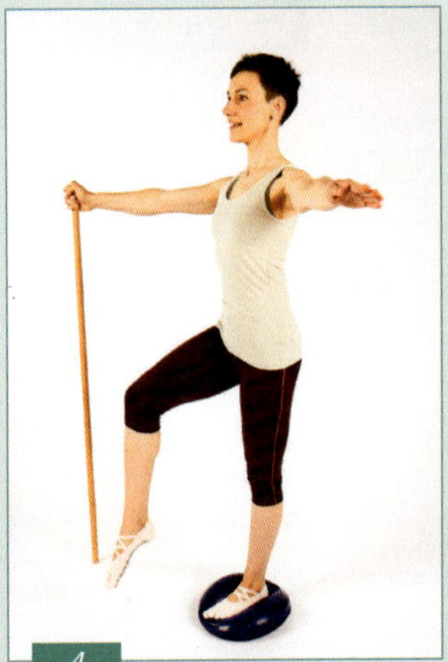

4

7. Sicherer Übergang vom Stand in die Rückenlage

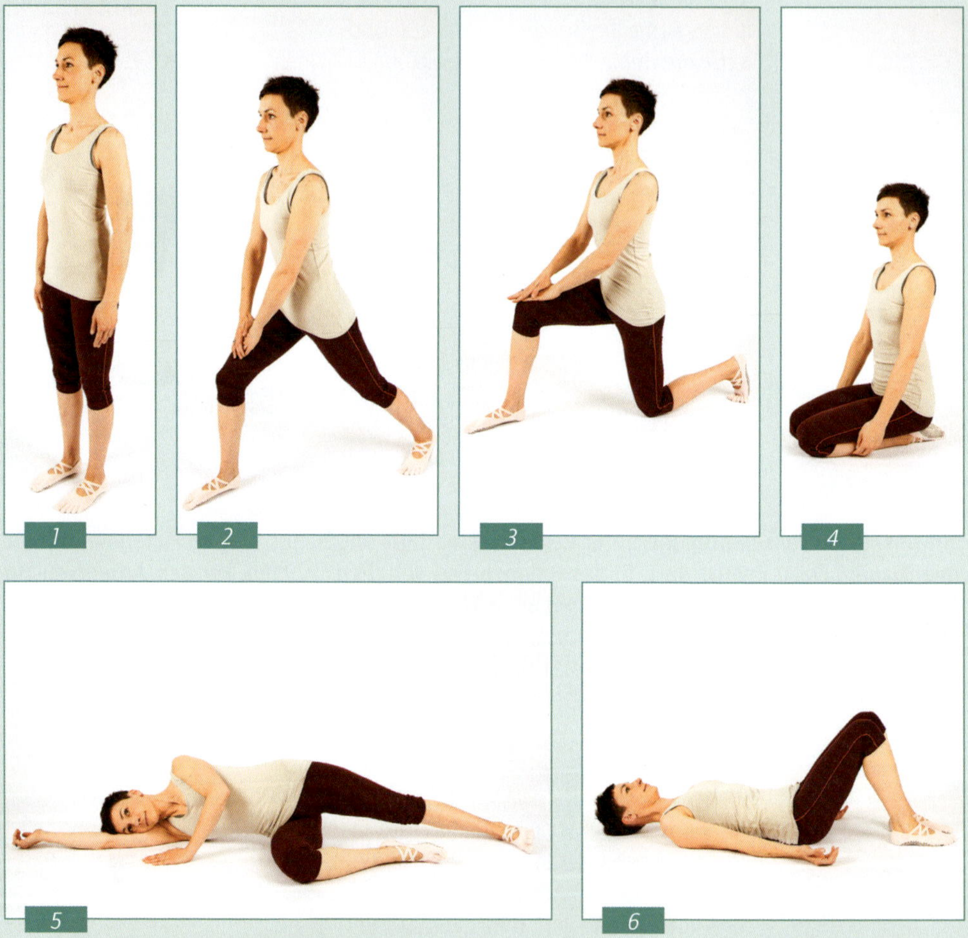

Beschreibung: Das sichere, also „osteoporosefreundliche" Ablegen in die Rückenlage will gelernt sein. Es ist z. B. wichtig, dass du den Rücken möglichst nicht beugst und auch nicht über einen gerundeten Rücken abrollst. So geht's:

Starte im Stand (Bild 1) und setze ein Bein nach hinten für einen Ausfallschritt (Bild 2). Von dort stütze deine Hände bei aufrechtem Oberkörper auf dem Oberschenkel ab und setze das Knie auf einer dämpfenden Unterlage auf (3). Setze nun auch das zweite Bein am Boden ab und begib dich bei weiter aufrechtem Oberkörper in einen Fersensitz (Bild 4). Von dort setze dein Gesäß neben beide Knöchel, suche eine Seite aus und schwinge dich auf eine Seite deiner Wahl. Lege dich bei weiter aufrechtem Oberkörper stützend auf einer Körperseite ab (Bild 5). Von dort rolle dich bei weiterhin verlängertem Rücken auf deinen Rücken (Bild 6).

Imagination: Du hast einen Besenstiel verschluckt, er reicht vom Kopf bis ins Becken.

Dauer: Übe anfangs häufiger den sicheren und gesunden Übergang in die Rückenlage ein, sodass du ihn auch im Alltag sicher ausführen kannst.

Wirkung: Sicheres und gesundes, rückenschonendes Ablegen. Schutz der empfindlichen Wirbelsäule. Einüben von All-Day-Activities.

8. Sitzende Brücke/fliegender Tisch

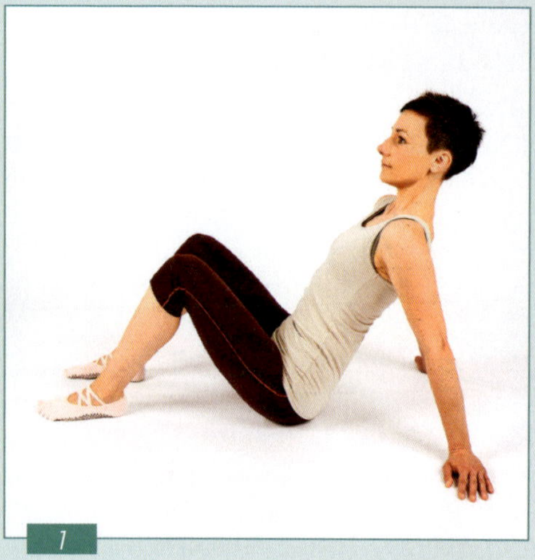

1

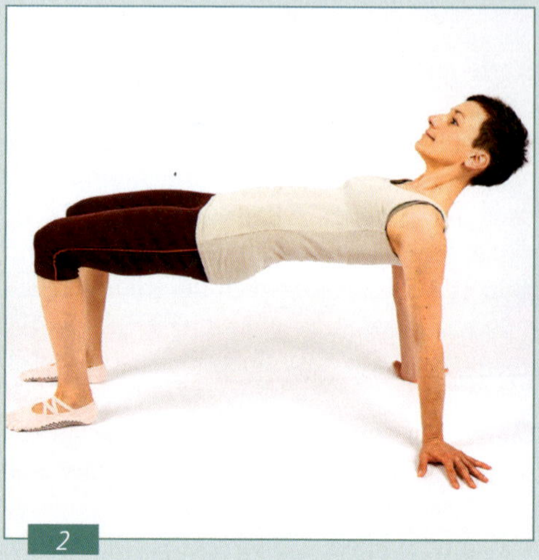

2

Beschreibung: Du sitzt auf deinen beiden Sitzknochen, die Füße hast du hüftschmal und parallel aufgestellt und lehnst dich leicht schräg zurück, deine schulterbreit aufgestellten Hände stützen dich (Bild 1). Atme vorbereitend ein, mit der nächstfolgenden Ausatmung hebe dein Becken an und bringe dich in einen „umgekehrten Tisch" (Bild 2). Achte auf eine lange Linie von den Schultern über das Becken bis hin zu den Knien. Atme vorbereitend ein und setze ausatmend dein Becken in einer geführten Bewegung wieder ab.

Imagination: Du bist ein schwebender Sofatisch.

Dauer: Wiederhole 5-7-mal und probiere, in der Endposition jeweils drei Ein- und Ausatemzüge zu halten.

Wirkung: Kräftigung des Schultergürtel-Arm-Komplexes und Aktivierung der Körpermitte, der Rückenmuskulatur sowie der Gesäßmuskulatur.

Variante

Starte im Sitz mit lang gestreckten Beinen und hebe deinen Oberkörper in eine umgekehrte „Planke" (Bild 3).

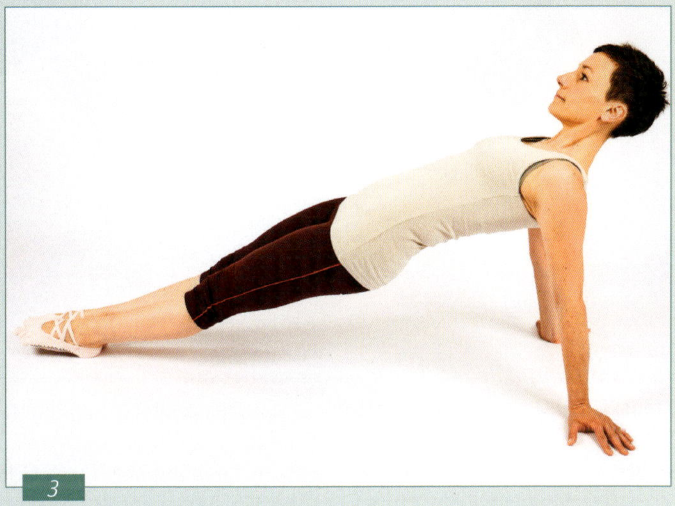

3

9. Liegende Brücke

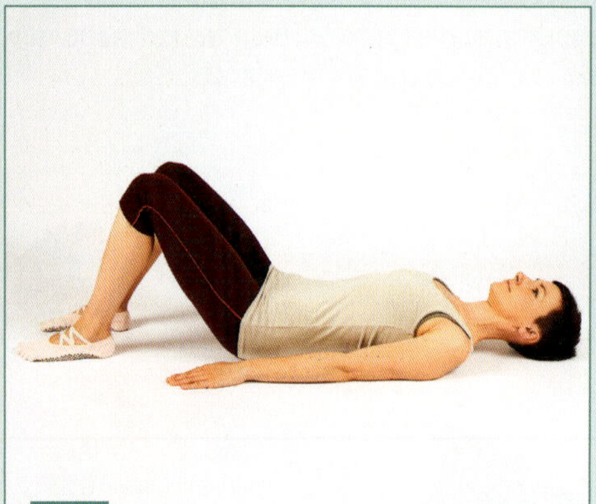
1

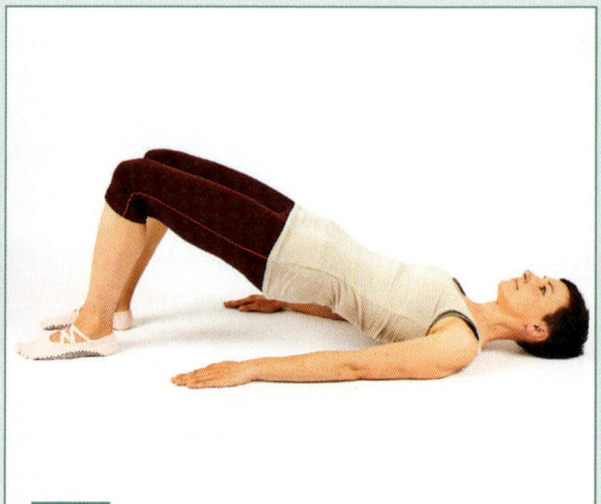
2

Beschreibung: Du liegst lang ausgestreckt auf deinem Rücken und hast deine Beine angestellt. Deine Füße stehen hüftschmal parallel, deine Arme liegen lang ausgestreckt neben dir (Bild 1). Atme vorbereitend ein und hebe ausatmend das gesamte Becken und den unteren Rücken in die Luft (Bild 2). Deine starken Gesäßmuskeln und Oberschenkelrückseiten stützen dich. Einatmend bleibe „oben in der Luft", ausatmend lege dein Becken wieder ab.

Imagination: Dein Becken wird von einem starken Seil in die Luft nach oben gezogen.

Dauer: Übe 6–8 Wiederholungen lang.

Wirkung: Bauch- und Rückenmuskeln stärken, Beckenkräftigung. Die Oberschenkelrückseite arbeitet.

Variante und Steigerung

Nutze kleine Gewichtsbälle (500 Gramm oder maximal ein Kilogramm schwer), alternativ kannst du kleine Wasserflaschen nutzen. Hebe deine Arme über einen langen Bogen mit an, wenn du dein Becken in die Luft anhebst (Bild 3). Verweile einatmend in dieser schönen Streckung, ausatmend bringe Arme und Becken zurück auf die Unterlage.

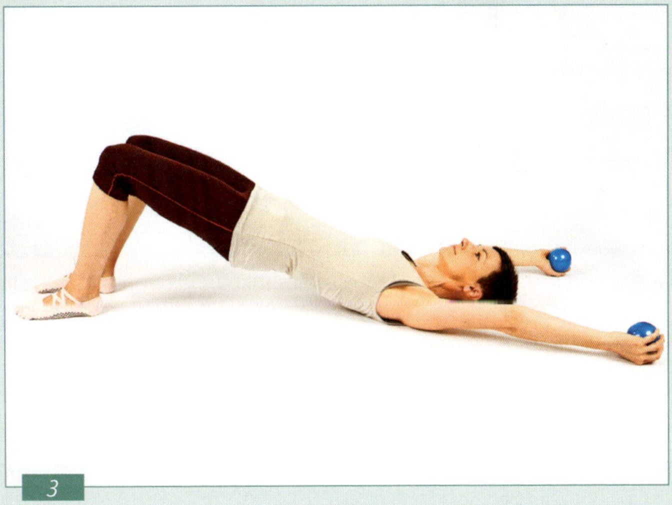

3

10. Liegende Einbeinkreise

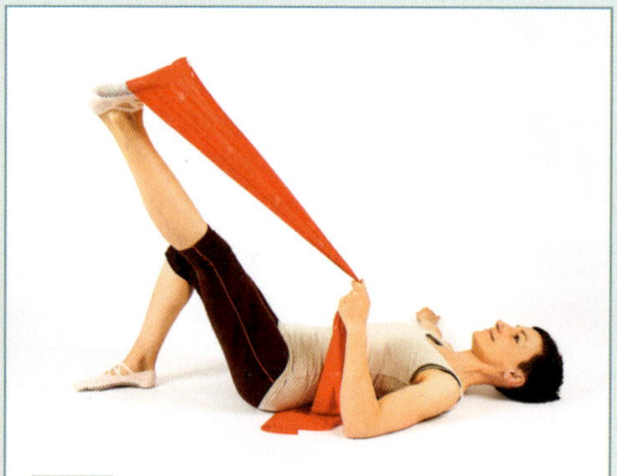

1

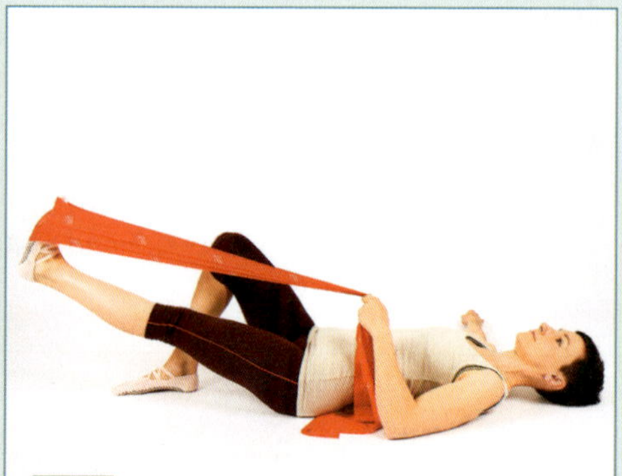

2

Beschreibung: Du liegst lang ausgestreckt auf deinem Rücken und hast deine Beine angestellt. Deine Füße stehen hüftschmal parallel, dein rechter Arm liegt zur Seite hin lang ausgestreckt neben dir. Setze deinen linken Fuß in ein elastisches Gymnastikband (auch oft Thera-Band® oder Fitnessband genannt). Stelle deinen linken Ellbogen auf (Bild 1) und beginne, ausatmend das Bein im Band abzusenken (Bild 2) und über einen seitlichen Kreisbogen zurückzuführen. Beginne erneut.

Imagination: Dein Bein malt aus der Hüfte weiche Kreise in die Luft, während dein Bein immer länger wird und das Thera-Band® mehr und mehr auf Spannung bringt.

Dauer: 5-7 Hüftkreise in jede Richtung ausführen.

Wirkung: Mobilisation des Beckens. Isolation des stabilen Beckens von aktiver Beinarbeit.

Variante und Steigerung

Platziere einen kleinen Gewichtsball unter der Ferse deines gestreckten langen Beins. Hebe den anderen Fuß in das Gymnastikband und breite den linken Arm breit auf dem Boden aus (Bild 3). Beginne eine Heb- und Senkbewegung des Beins, senke es also ausatmend ab in Richtung Fußboden, hebe es einatmend zurück über die Hüfte.

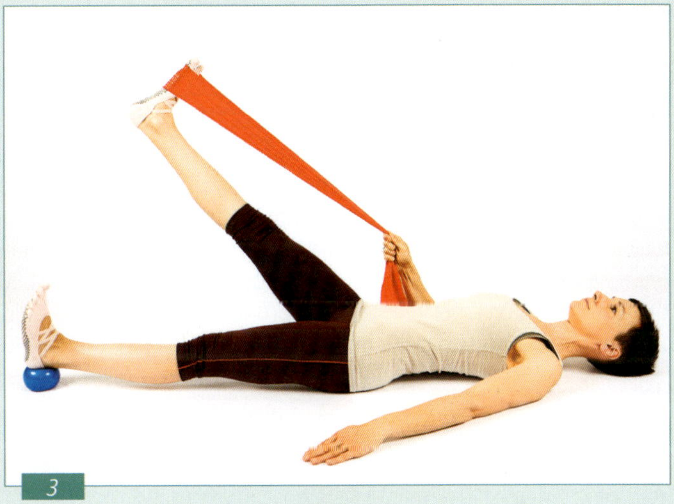

3

11. Der Käfer

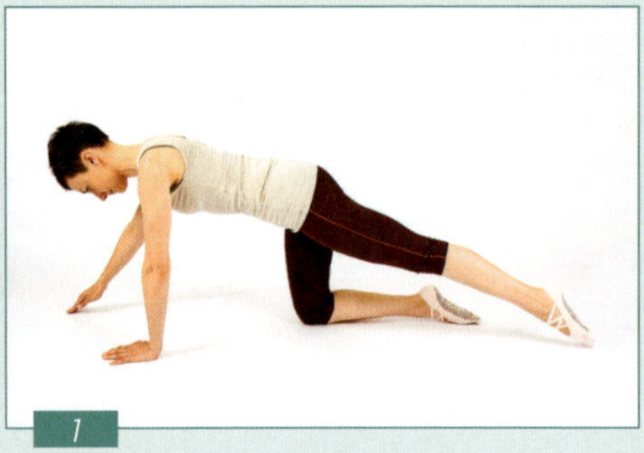

1

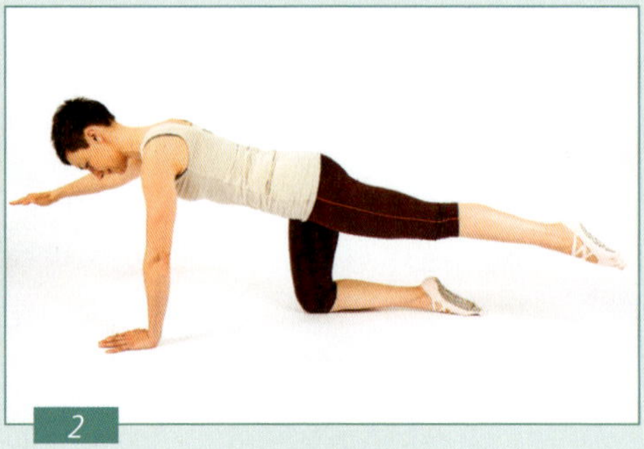

2

Beschreibung: Platziere dich auf Händen und Knien, wobei du das Gewicht zunächst gleichmäßig zwischen allen vier Auflagepunkten verteilst. Lege die Hände unter die Schultergelenke, die Knie unter die Hüften. Atme vorbereitend ein, mit der Ausatmung verlagere das Gewicht auf deine linke Hand und das rechte Knie und „schleife" den rechten Arm und das linke Bein über den Boden in entgegengesetzte Richtungen (Bild 1). Weiter ausatmend hebst du Arm und Bein über die Länge an (Bild 2). Einatmend bleibe, ausatmend senke Arm und Bein und führe diese zurück unter den Körper. Wiederhole den Bewegungsablauf.

Imagination: Auf deinem Rücken transportierst du schwere Marmorplatten, die nicht herunterfallen sollen. Arm und Bein schweben leicht auf und ab.

Dauer: 5-7-mal je Arm-Bein-Diagonale durchführen.

Wirkung: Aufbau der Bauch- und Rückenmuskulatur. Ausrichtung des Beckengürtels. Gute Vorbereitung für die Bauchlage.

Führe ein kleines Gewicht mit dir und überprüfe, welche überraschende Änderung sich kräftigend für den Schultergürtel einstellt.

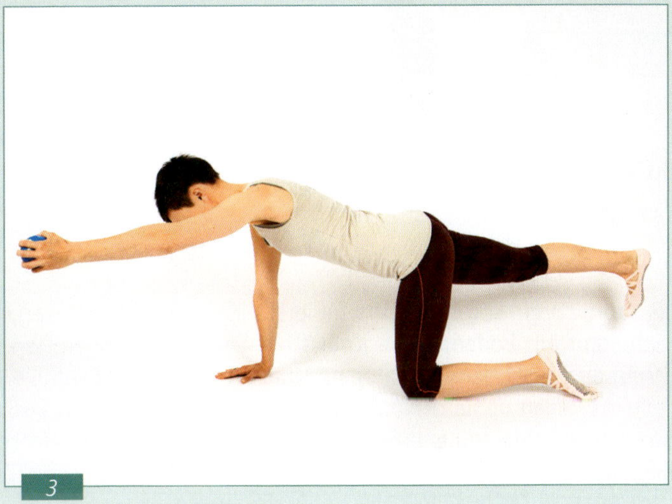

3

Variante

12. Der schwebende Käfer

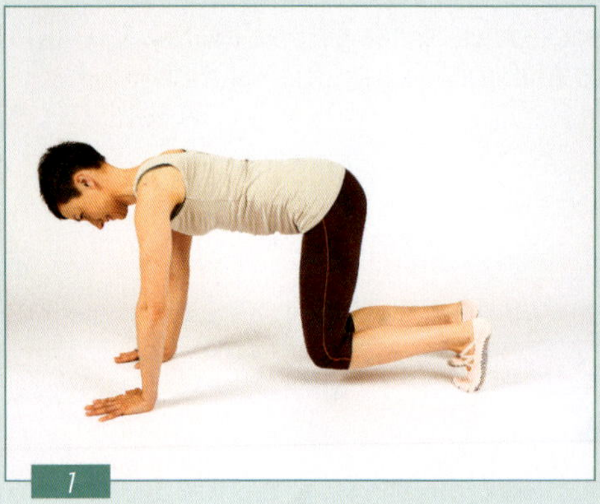

1

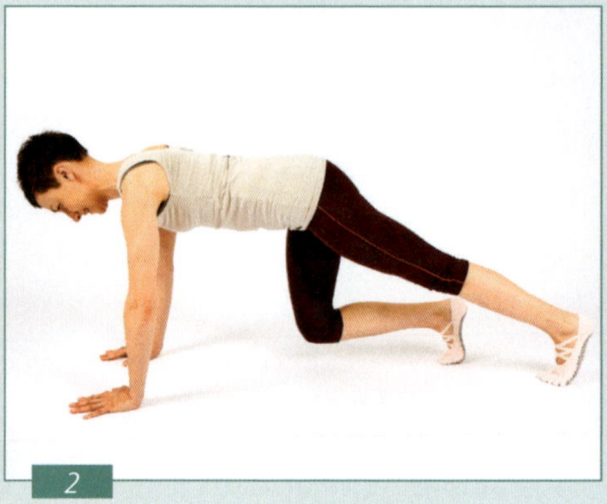

2

Beschreibung: Starte im „Vierfüßlerstand", deine Hände liegen aufgespannt unter deinen Schultern am Boden, deine Knie stehen unter deinen Hüften. Strecke deinen Rücken und atme ein, ausatmend hebe deine Knie an (Bild 1). Wiederhole einige Male dieses Anheben und Abstellen deiner Knie, bevor du in der schwebenden Position bleibst, um von dort im Wechsel das rechte Bein (Bild 2) und das linke Bein auszustrecken.

Imagination: Du bist ein Käfer mit kräftigen Beinen.

Dauer: Wiederhole 5-8-mal je Beinseite.

Wirkung: Kräftigung der gesamten Rumpfmuskulatur, Koordinationsverbesserung, Stützkraftverbesserung.

Variante und Steigerung

Gehe unter Anspannung deiner Körpermitte in den „schwebenden Käfer" und strecke von dort nacheinander beide Beine aus, um in eine Planke, eine brettähnliche Position, zu gelangen. Halte diese Position 3-5 Atemzüge lang, bevor du kontrolliert wieder in die Ausgangsposition am Boden zurückgehst. Achte auf eine lange Wirbelsäule (Bild 3).

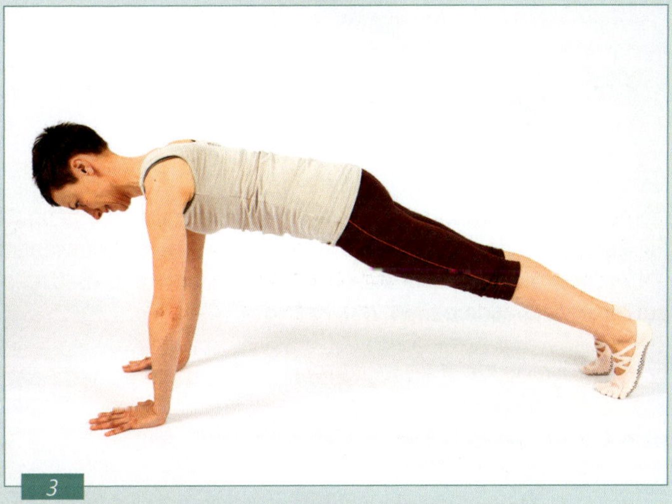

3

13. Die kniende Schwimmerin

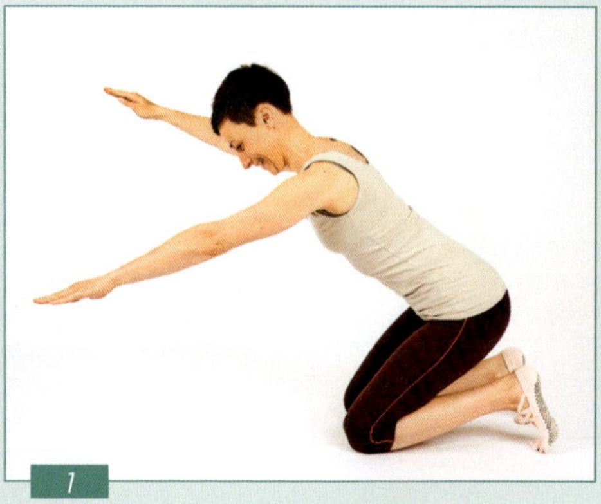

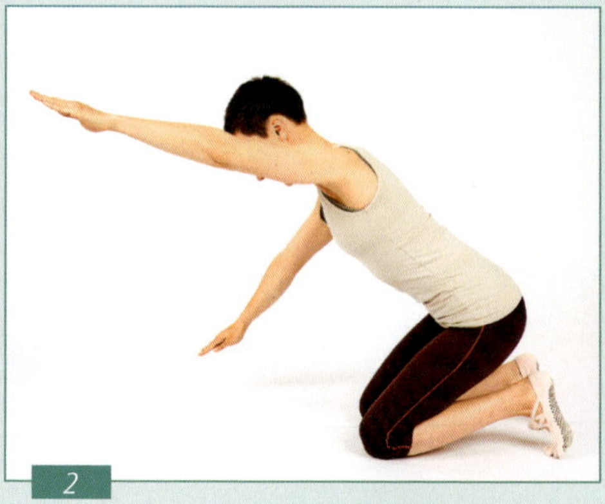

Beschreibung: Gelange in den Fersensitz und lehne deinen Oberkörper von dort mit geradem Oberkörper deutlich nach vorne. Spanne kontinuierlich ein- und ausatmend deine Bauchmuskulatur so an, dass es dir gut möglich ist, dich bei schwebendem Gesäß ausgestreckt zu halten. Führe deine ausgestreckten Arme nach vorne (Bild 1) und beginne, mit den Armen auf- und abzupaddeln (Bild 2).

Imagination: Du liegst im Wasser und paddelst mit deinen Armen.

Dauer: 10–12 Paddelschwünge je Arm durchführen.

Wirkung: Kräftigung des Bauch-Rücken-Komplexes und des Schultergürtels. Balanceübung.

14. Die liegende Schwimmerin

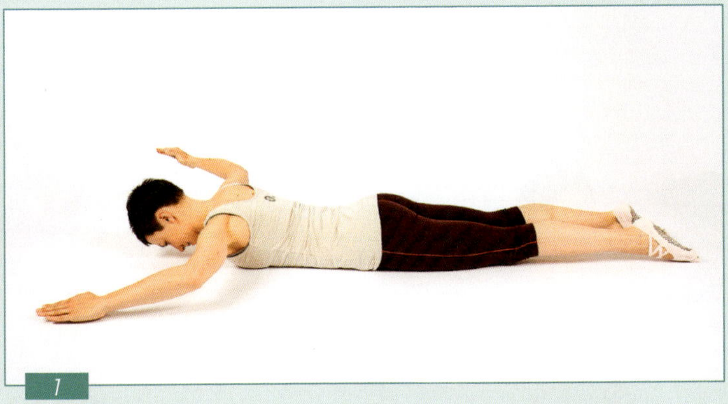

1

Beschreibung: Du liegst lang ausgestreckt auf dem Bauch, deine Stirn liegt auf der Unterlage, deine Arme sind in einer „U-Halte", das heißt, in einem rechten Winkel auf Kopfhöhe. Atme vorbereitend ein, ausatmend aktiviere deine Körpermittenspannung und achte auf viel Länge für den unteren Rücken. Mit der nächsten Ausatmung hebe gleichzeitig deinen Kopf und deinen rechten Arm an, die linke Hand drückt in den Boden (Bild 1). Einatmend lege Arm und Kopf ab. Ausatmend wiederhole, indem du den Kopf und den linken Arm zeitgleich anhebst.

Imagination: Du tauchst in einem Taucheranzug „schwerelos" paddelnd nahe über ein Korallenriff.

Dauer: 5-mal je Armseite durchführen.

Wirkung: Kräftigung der Rückenmuskulatur, der Schultern und der Arme. Einübung der Bauchlage, gut für die Hüftstreckung.

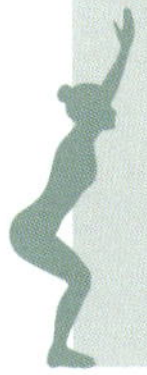

Variante

Nutze kleine Gewichtsbälle und hebe im Wechsel Kopf, Arm und Gewicht. Du wirst sehen, wie viel „Pfiff" die Übung bekommt. Wer geübt ist und den unteren Rücken gut in der Länge stabilisieren kann, darf beide Arme in die Luft heben und in der Luft paddeln, ohne sie abzulegen.

15. Von den Fersen auf die Knie

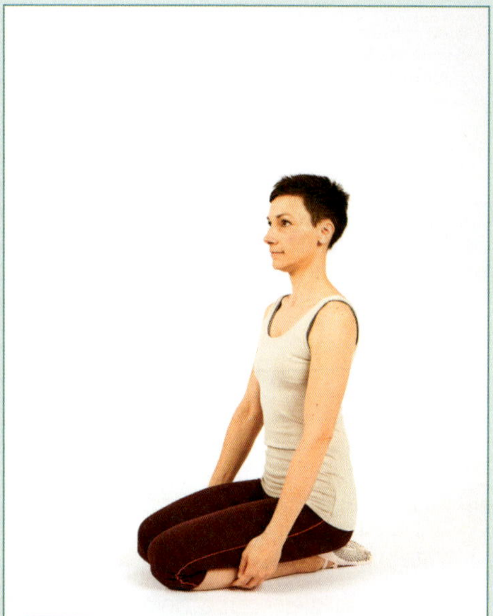

1

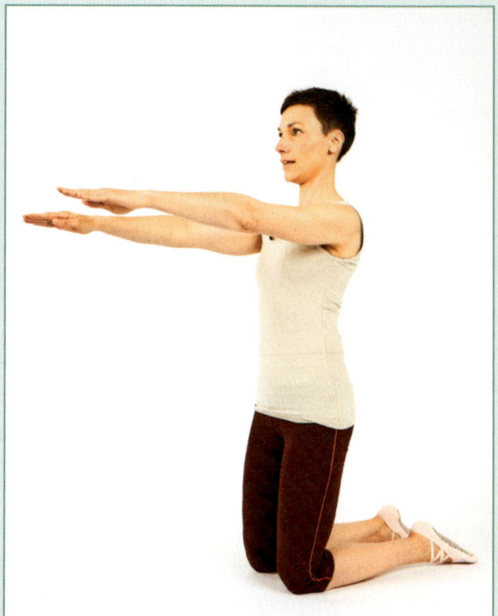

2

Beschreibung: Setze dich aufrecht im Fersensitz ab (Bild 1). Atme vorbereitend ein und hebe ausatmend dein Becken hoch nach oben, während deine langen Arme zeitgleich auf Schultergelenkhöhe schweben (Bild 2). Bleibe hier für deine Einatmung, setze dich ausatmend wieder ab.

Imagination: Du hast einen Stab verschluckt und kannst dich nur noch ganz aufrecht auf deine Knie hochheben.

Dauer: 10 Wiederholungen durchführen.

Wirkung: Einübung der Hüftstreckung. Ausbau des Beuge-Streck-Vermögens der Hüftbeuger und -strecker.

Starte im Kniestand (Bild 3) und lehne dich ausatmend zurück (ein Stab wie im Foto, hilft!). Einatmend bleibe und kehre ausatmend zurück. Verlängere deine Wirbelsäule und achte darauf, nicht in der Hüfte „einzuknicken".

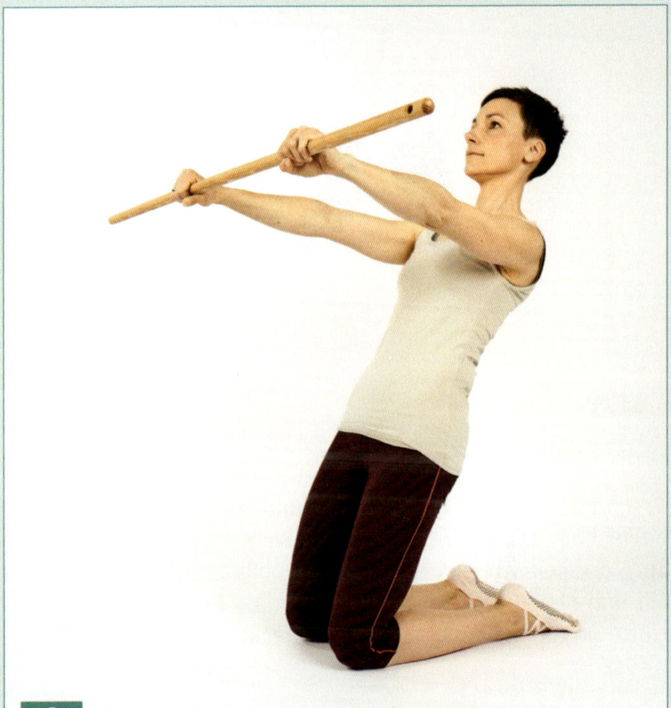

3

Variante

16. Tiefe Kniebeuge aus dem Stand

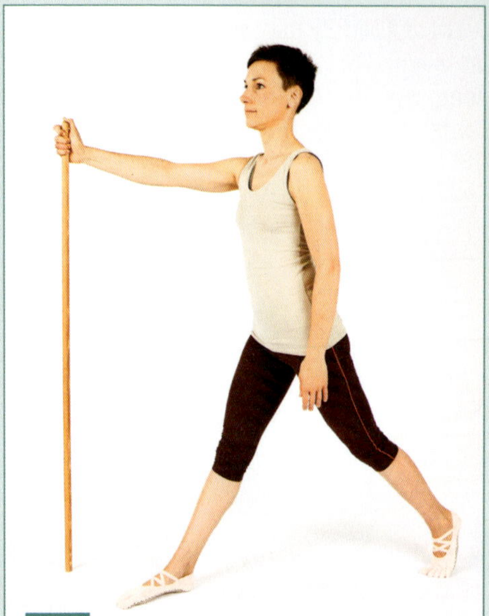

1

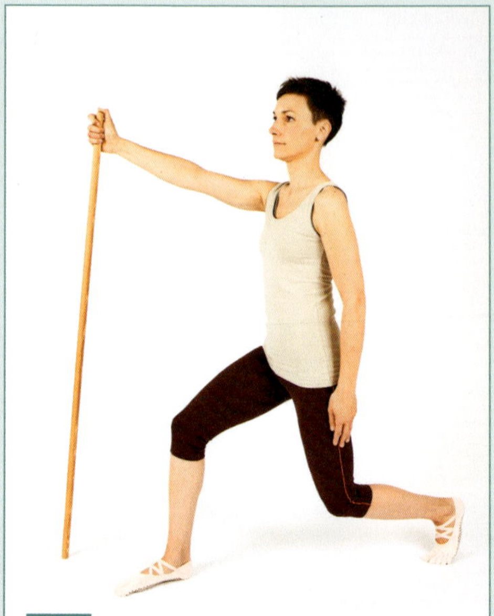

2

Beschreibung: Stelle dich aufrecht und mit großem Ausfallschritt, trotzdem hüftschmal und parallel auf. Deine hintere Ferse schwebt, das heißt, du balancierst auf dem Vorfuß (Bild 1). Zur Sicherheit und zur verbesserten Stabilität arbeite mit einem Besenstiel. Atme vorbereitend ein und beuge dein Knie (Bild 2), sodass es in einem nahezu rechten Winkel unter deiner Hüfte positioniert ist. Ausatmend strecke dein linkes Knie und komme in den Stand (Bild 1) zurück.

Imagination: Dein Oberkörper befindet sich bis zu den Hüften wie zwischen zwei Glasscheiben, du kannst dich also nicht nach vorne beugen, sondern turnst aufrecht stehend deine Kniebeuge.

Dauer: Wiederhole 5-8-mal je Beinseite.

Wirkung: Balanceschulung, Fallschutz, Kräftigung von Hüfte, Knie und Fuß.

Variante und Steigerung

Wenn deine Kniegesundheit es zulässt, starte in der tiefen Kniebeuge (Bild 2) und beuge dein Knie einatmend tiefer zum Boden hinab (Bild 3). ODER stelle dein Knie einatmend auf einer dämpfenden Unterlage (!) ab, um ausatmend in die schwebende Kniebeuge (Bild 2) zurückzufinden.

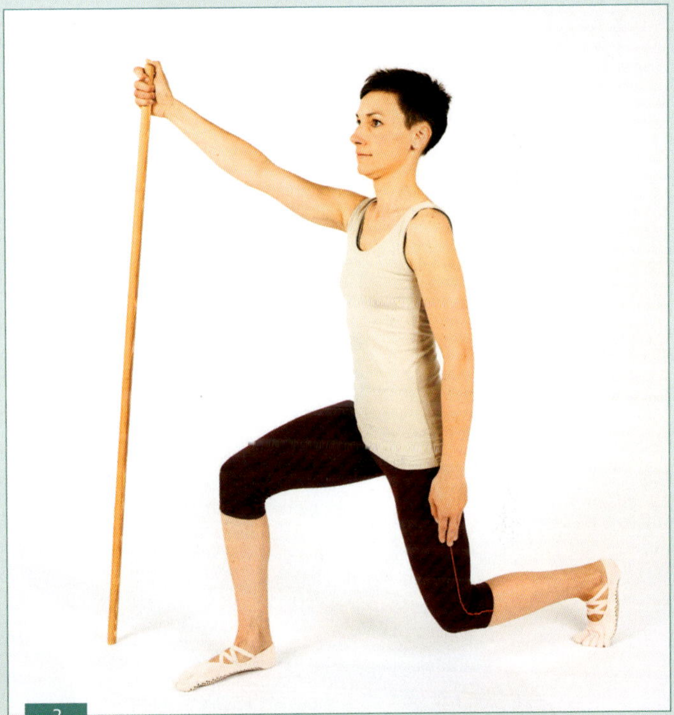

3

4.7 Trainingsprogramm 2 für Fortgeschrittene

In diesem Kapitel widmen wir uns verstärkt dem Aufbau von Kraft und der Schulung deiner Balance. Sehr wichtig für deinen gesunden Alltag, indem du dich sicher und beweglich fühlen sollst.

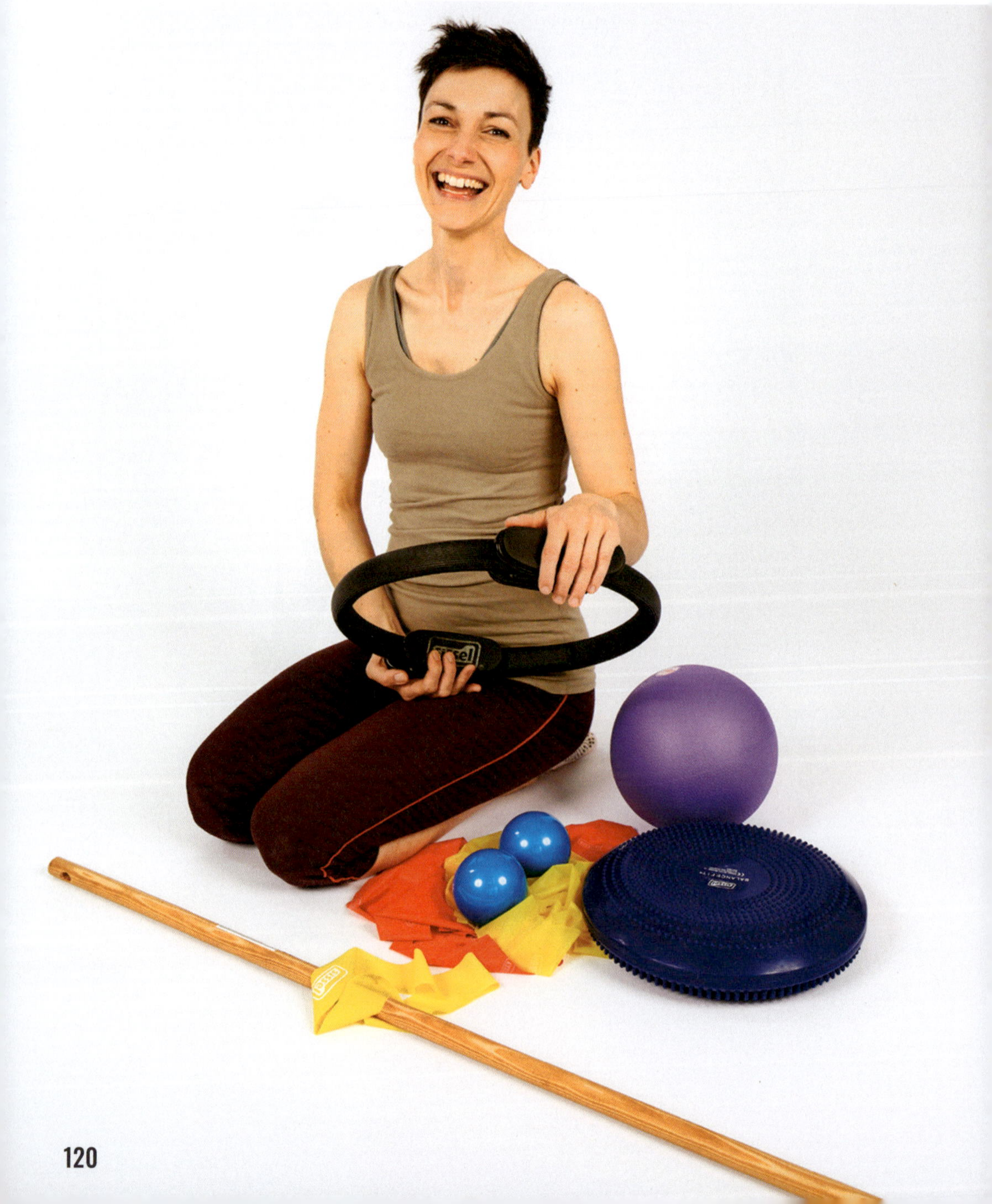

1. Einbeinschieber (Thera-Band®)

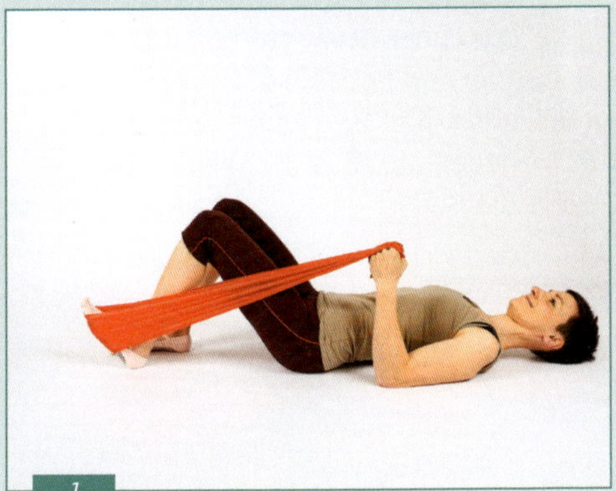
1

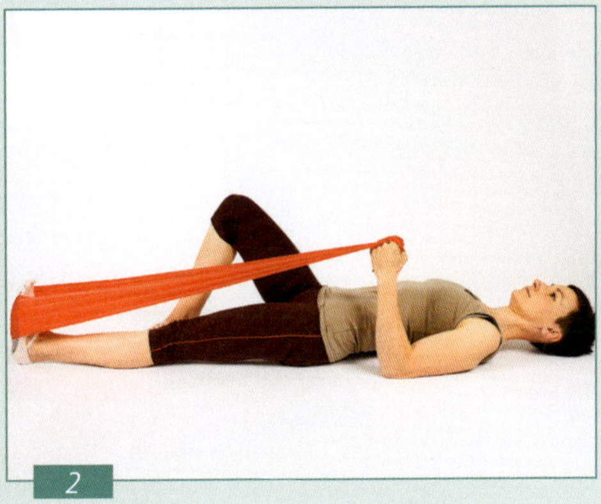
2

Beschreibung: Du liegst lang abgelegt in deiner Rückenlage. Beide Beine sind gebeugt angestellt. Lege das Gymnastikband um deinen linken Fuß und straffe es, sodass du einerseits deinen linken Arm locker ablegen kannst und andererseits eine ausreichende Bandspannung hast (Bild 1). Atme vorbereitend ein und schiebe ausatmend dein linkes Bein über die Ferse in die Kniestreckung (Bild 2). Lasse den Fuß einatmend zurückgleiten und schiebe ihn ausatmend mit Druck der Ferse wieder nach vorne, bis sich das Bein ganz gestreckt hat.

Imagination: Deine Ferse „pflügt" durch feuchten Sand, um eine Furche zu hinterlassen.

Dauer: 8–10 Wiederholungen auf jeder Beinseite durchführen.

Wirkung: Aktivierung und Kräftigung der gesamten Beinrückseite bei gleichzeitiger Stabilisierung des Beckens. Die Beuge-Streck-Bewegung des Knies in Rückenlage einüben.

Gerät: Thera-Band®/Gymnastikband.

Hebe das gestreckte Bein über deine starke Körpermitte ausatmend vom Boden ab und hoch (Bild 3). Verweile einatmend und lege es unter Bandspannung langsam und ausatmend geführt wieder ab (Bild 2). Wiederhole die Übung einige Male je Beinseite.

Variante

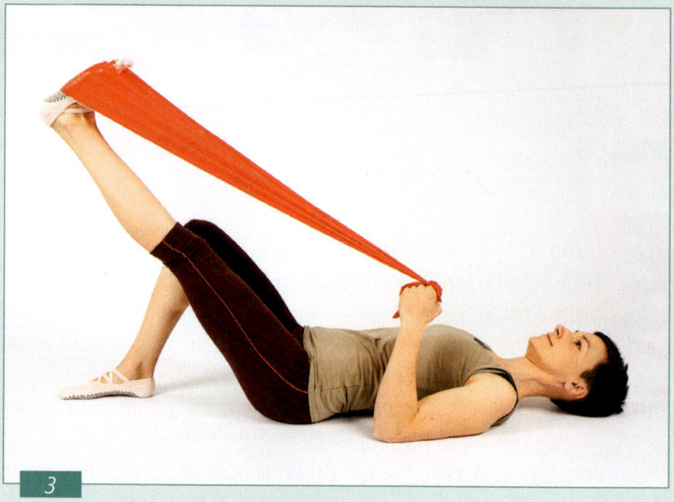

3

2. Doppelte Beinstreckung/Double Leg Stretch

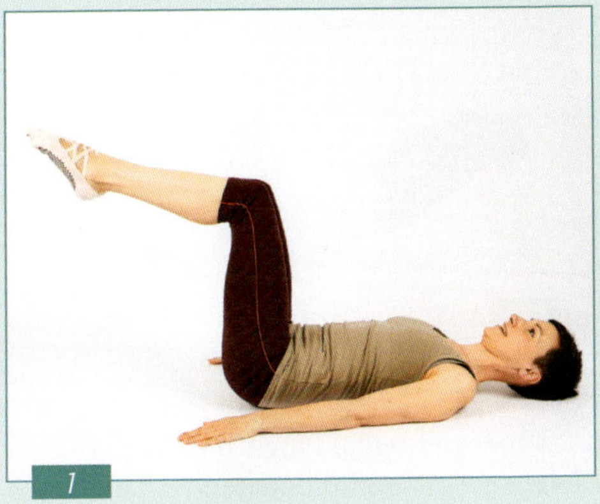

1

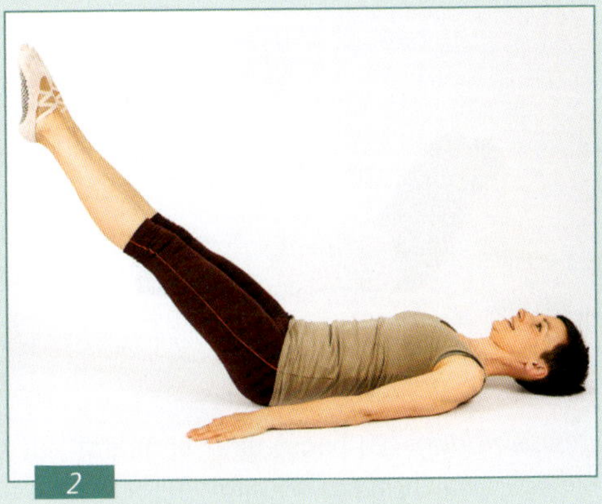

2

Beschreibung: Du liegst in Rückenlage und hebst unter guter Pilates-Atmung und Körperspannung (vgl. Kap. 3.2, Warm-up) deine Knie circa 90 Grad über die Hüften an (Bild 1): Atme vorbereitend ein und strecke deine Beine leicht diagonal in die Luft aus (Bild 2) und zwar nur so tief, wie du diese von deiner starken Bauchwand her halten kannst. Deine Schultern und dein Kopf bleiben entspannt liegen.

Hinweis: Es ist wichtig, dass die Bauchdecke sich nicht nach oben wölbt (anfassen!), sondern nach innen gezogen wird, bevor die Beine in die Streckung gehen. Übe langsam aufbauend mehr Wiederholungen ein.

Imagination: Deine Beine sind „zusammengeklebt" und können sich nur noch als ein Bein bewegen.

Dauer: 5–8-mal durchführen.

Wirkung: Kräftigung der gesamten tiefen Rumpf- und Rückenmuskulatur bei gleichzeitiger Stabilisierung des Beckens in Neutralstellung.

3. Schulterbrücke

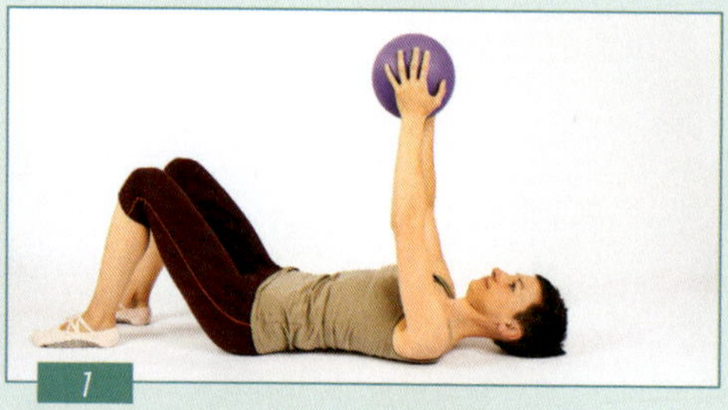

1

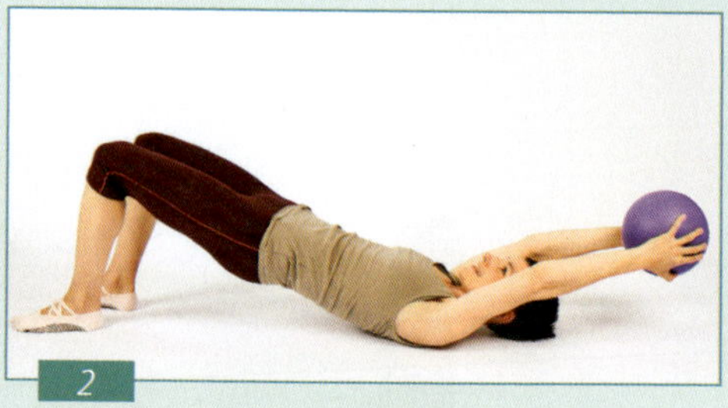

2

Beschreibung: Du liegst lang abgelegt auf dem Rücken und hältst einen Ball (Medizinball, kleines Gewicht à ein Kilogramm) in deinen Händen (Bild 1). Atme vorbereitend ein und hebe ausatmend dein Becken an. Einatmend bleibe oben, ausatmend lege dein Becken wieder ab. Wiederhole die Grundübung dreimal, während deine Arme noch senkrecht über den Schultern bleiben. Danach kannst du deine Arme in einem langen Bogen in Richtung des Kopfs mitnehmen (Bild 2), solange du die Ellbogen noch strecken und die Schulterblätter noch tiefziehen kannst. Stoppe einatmend und halte die gewonnene Höhe. Ausatmend lege dein Becken wieder ab und führe die Arme zurück über den Kopf.

Imagination: Der Ball in deiner Hand ist magnetisch und zieht dich in die Höhe.

Dauer: Wiederhole die Übung 5-7-mal.

Wirkung: Kräftigung von Becken und der Oberschenkelrückseite. Gewichtsverlagerung, Armkraft, Über-Kopf-Position.

Gerät: Medizinball oder Fußball oder rundes Gemüse wie Blumenkohl.

Variante

Leichter wird es, wenn du zunächst ohne ein Gerät übst. Wer sehr geübt ist, kann das Gewicht z.B. auf zwei Kilogramm erhöhen.

4. Balancebrücke

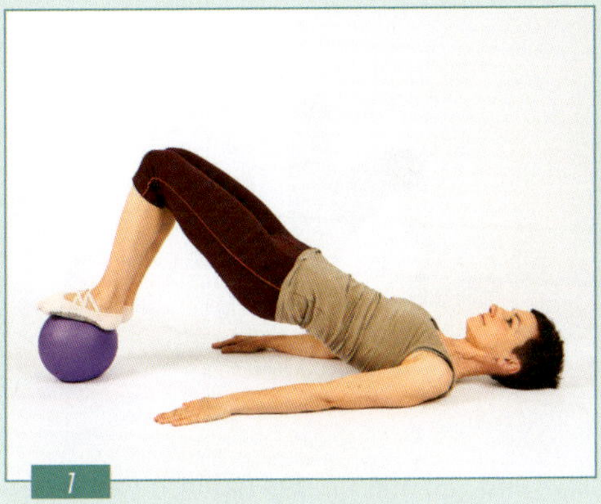
1

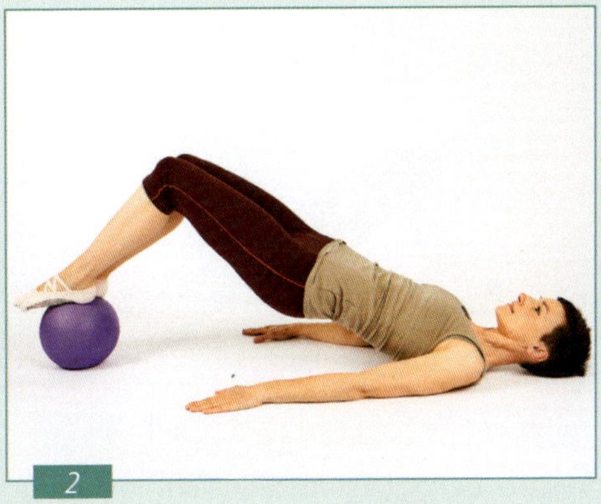
2

Beschreibung: Du liegst auf dem Rücken. Platziere einen Medizinball (alternativ Fußball/Volleyball, gut aufgeblasen) unter deine Fußsohlen. Atme vorbereitend ein, um mit der folgenden Ausatmung unter Bauchspannung dein Becken anzuheben, bis du auf deinen Schultern liegst (Bild 1). Verweile einatmend und rolle ausatmend den Ball von den Fersen zu deinen Zehen - dabei wird deine Kniebeuge geringer werden und der Ball rollt weiter von dir fort (Bild 2). Kehre mit der nächsten folgenden Ausatmung zu deiner Ausgangsposition zurück. Wiederhole den Übungsablauf.

Wichtig: Achte auf einen langen Nacken und viel Stabilität im Becken.

Imagination: Du tanzt auf einem Ball - wie im Zirkus.

Dauer: 5-8 Rollwege ausführen.

Wirkung: Kräftigung der ischiokruralen Kette - der Rückseite der Oberschenkel und des Gesäßes. Balanceschulung. Körpermitte.

Gerät: Medizinball.

5. Das schwebende Bein 1

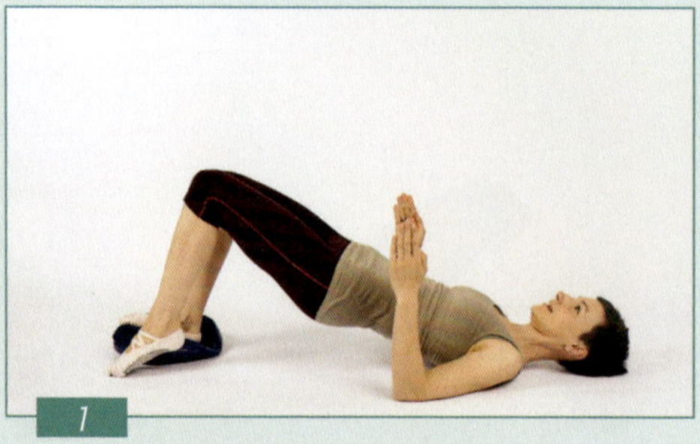

1

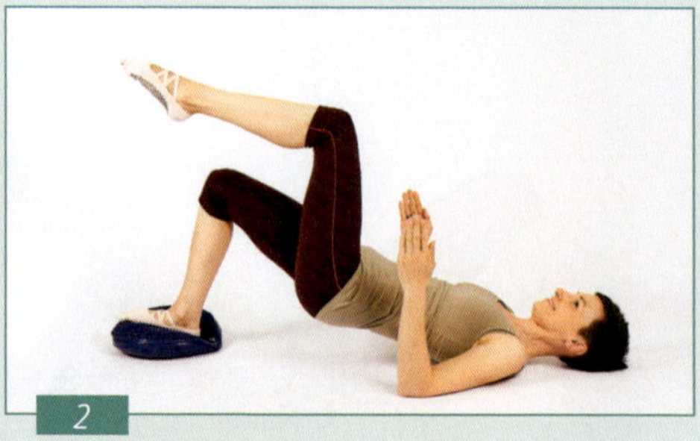

2

Beschreibung: Beginne abgelegt in der Rückenlage und schiebe dir das Balance Pad (alternativ ein Kissen) unter deinen rechten Fuß. Einfacher ist die Übung mit abgelegtem Becken und liegenden Armen. Herausfordernder mit gebeugten Armen und gehobenen Hüften (Bild 1). Atme vorbereitend ein und hebe dein Becken unter Bauchspannung an. Balanciere dich einen Moment lang aus. Mit der nächsten folgenden Atmung löse die Ferse, später den Mittelfuß des linken Beins. Wer weitergehen möchte, hebt das gebeugte Bein über die Hüfte (Bild 2). Atme ein und bleibe – mit der folgenden Ausatmung stelle dein Bein kontrolliert ab.

Imagination: Du schwebst federleicht auf einer Wattewolke.

Dauer: Fünfmal je Beinseite mit Balance Pad ausführen.

Wirkung: Kräftigung der ischiokruralen Kette – der Rückseite der Oberschenkel, Gesäßmuskulatur, Balanceschulung, Sprunggelenktraining.

Gerät: Balance Pad/Wackel Pad.

Variante

Regression: Übe liegend, bis du dich sicher stabilisieren kannst.

6. Das schwebende Bein 2

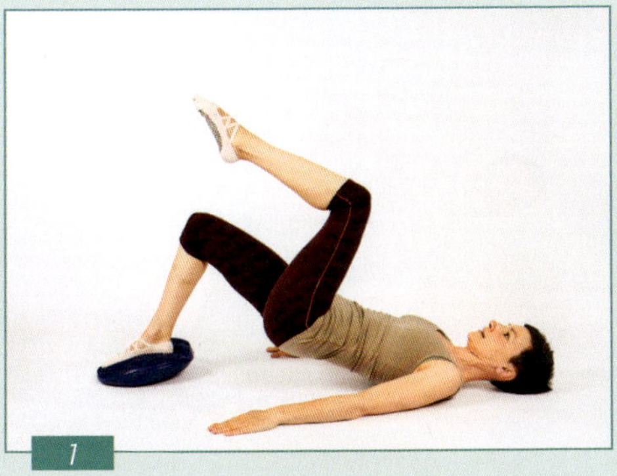

1

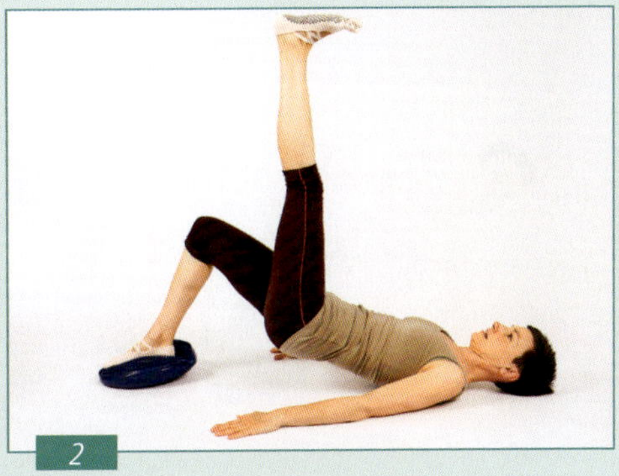

2

Beschreibung: Du hast die Übung (Das schwebende Bein 1) schon öfter ausgeführt und beherrschst diese. Starte nun erneut in der Rückenlage mit dem Balance Pad unter deinem rechten Fuß. Atme vorbereitend ein, hebe ausatmend dein Becken und mit der nächsten folgenden Ausatmung dein linkes Bein (Bild 1). Verweile einatmend und ziehe deine Oberschenkelrückseite in die Länge, indem du dein linkes Bein nun ausstreckst (Bild 2). Die Ferse führt dabei den Weg an. Einatmend beuge dein Knie, ausatmend stelle kontrolliert und langsam dein Bein zurück.

Imagination: Dein rechtes Bein drückt das Wackelkissen platt wie eine Flunder. Dein linkes Bein arbeitet autonom.

Dauer: Fünfmal beugen und strecken je Beinseite.

Wirkung: Balanceschulung und Ansprache der Tiefenmuskulatur. Kräftigung der gesamten Beinseite, die auf dem Luftkissen balancieren muss.

Geräte: Gerät: Balance Pad/Wackel Pad.

Variante

Regression: Übe liegend, bis du dich sicher stabilisieren kannst.

7. Die schwebende Hüfte

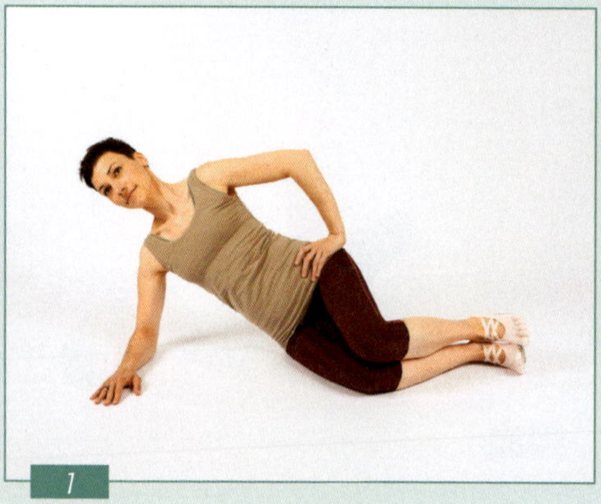

1

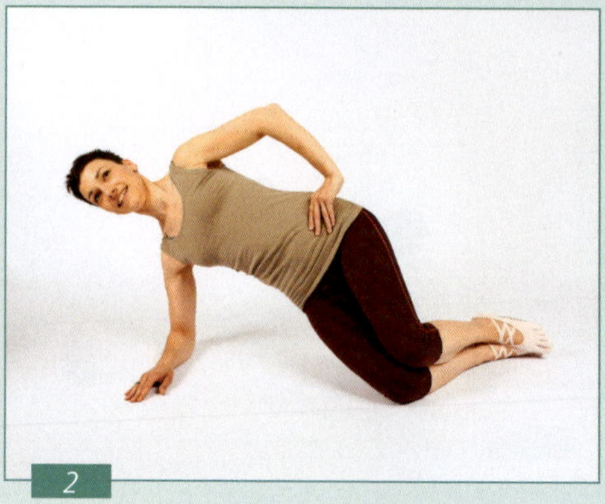

2

Beschreibung: Beginne in einem Seitstütz. Dein rechter Ellbogen befindet sich direkt unter der rechten Schulter. Deine Knie liegen angewinkelt, die Knöchel sind gestapelt, deine Hand stützt in die Hüfte ein (Bild 1). Atme vorbereitend ein und hebe ausatmend dein Becken zur Seite an (Bild 2). Verweile während der Einatmung oben, kehre mit der folgenden Ausatmung unter aktivierter Bauchspannung zurück in die Ausgangsposition.

Imagination: Dein Becken wird an einer starken Schlinge gen Himmel gezogen.

Dauer: 5-7-mal je Seite durchführen.

Wirkung: Kräftigung der Rumpfmuskulatur und Stärkung des Schulter-Arm-Komplexes. Gewichtsübernahme der Arme und der oberen Extremität.

Variante und Steigerung

Du hast den Seitstütz gut eingeübt. Strecke auf der Unterlage beide Beine aus und hebe ausatmend dein Becken sowie die Beine an, sodass du dich auf deiner Fußaußenkante stabilisierst (Bild 3). Achte auf viel Länge in der Wirbelsäule und auf eine gute Körperspannung.

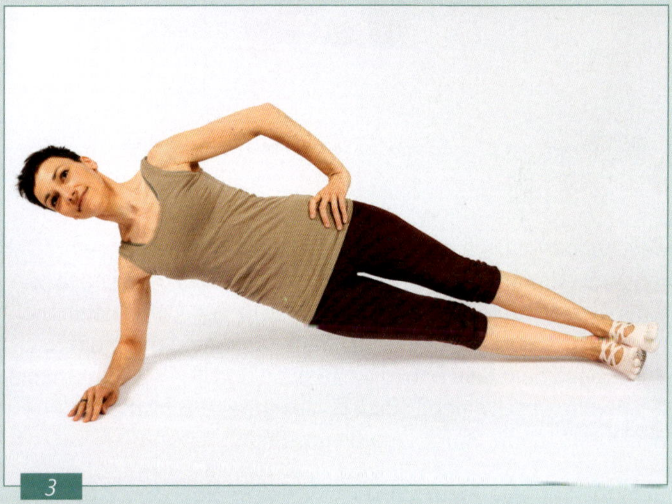

3

8. Der liegende Einbeinhebel

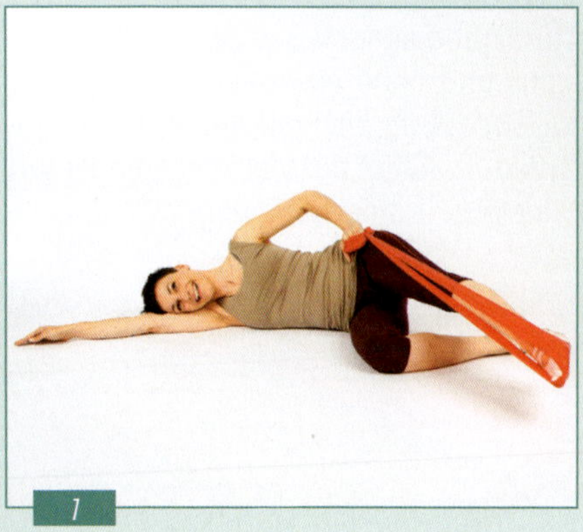

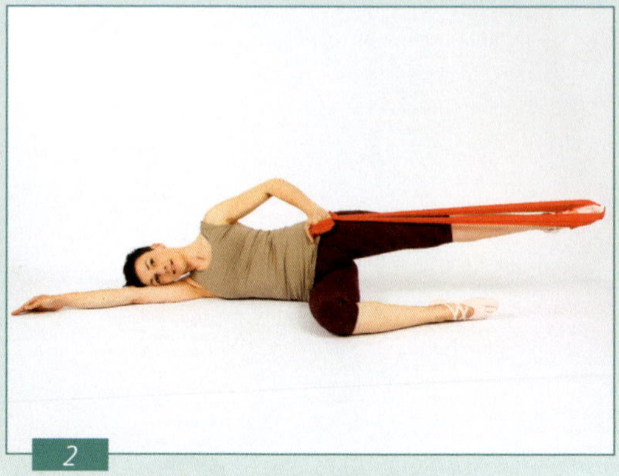

Beschreibung: Du hast dich auf der rechten Seite abgelegt. Dein Kopf ruht auf deinem unteren Arm, Hinterkopf, Schulterblätter und Kreuzbein liegen wie „an eine Wand" gelehnt auf einer langen Linie. Dein linker Fuß ist in das Gymnastikband eingestiegen, die Bandenden nimm mit der oberen Hand zusammen und lege diese auf deiner oberen Hüfte ab. Hebe nun ausatmend dein Bein über die Länge an und beginne einatmend, das gestreckte Bein im Band nach vorn zu schwingen (Bild 1), ausatmend schwingt das gestreckte Bein nach hinten. Beachte, dass deine Hüfte lang bleibt (Bild 2).

Imagination: Das Gymnastikband hilft dir, dein Bein immer länger aus deiner Hüfte herauszuschieben.

Dauer: 10 Hebel je Beinseite ausführen.

Wirkung: Stabilisierung in Seitlage. Einseitige Arbeit, schräge Bauchmuskulatur, Hüftansprache und -stabilisierung. Kräftigung der Oberschenkel und der Hüfte.

Gerät: Gymnastikband.

Variante und Steigerung

Wenn du diese Übung gut beherrschst, verlagere das Gewicht auf den stützenden Unterarm und das Knie (Bild 3). Der Anspruch auf Stützkraft und Körpermittenspannung steigt. Übe 5–7 Beinhebel vor und zurück. Wechsle dann zur anderen Seite.

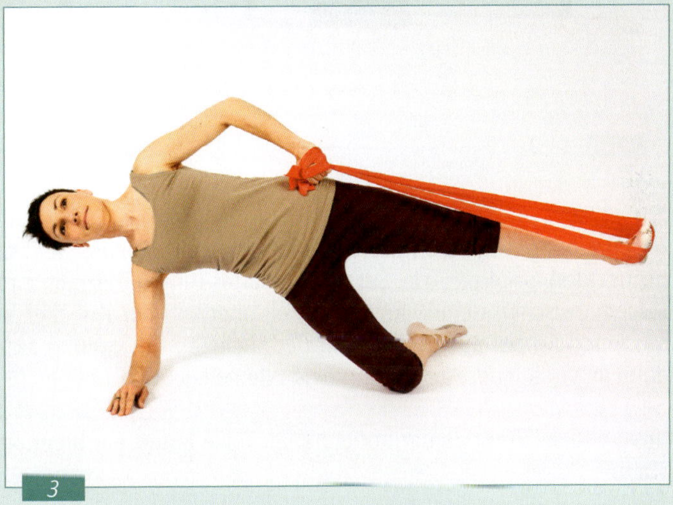

3

9. Seitliche Innenschenkelaktivierung

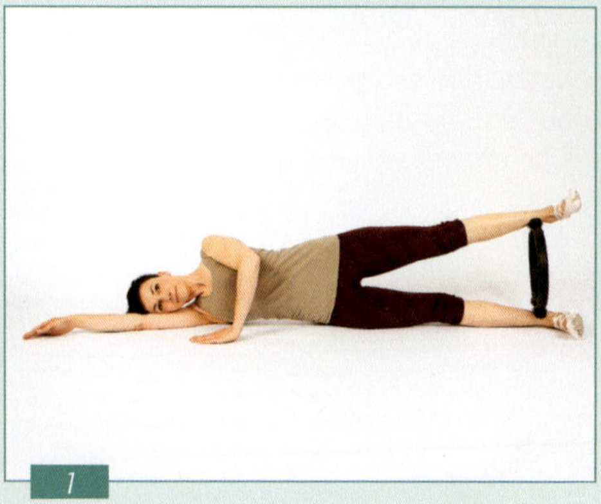

1

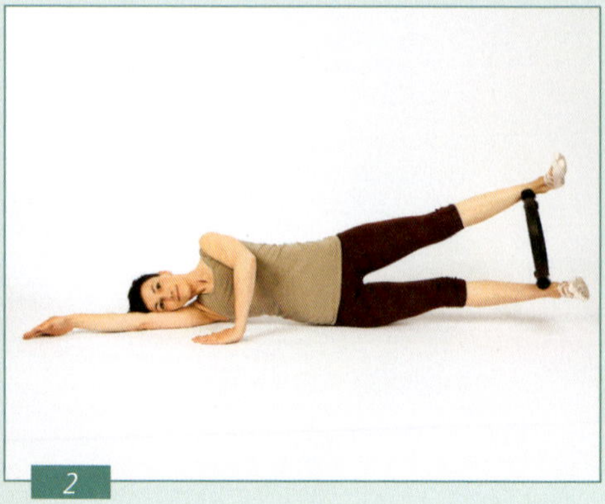

2

Beschreibung: Lege dich wie auf einer langen Kreidelinie ab. Dein Kopf ruht auf deinem ausgestreckten, unteren Arm. Setze den Pilates-Ring (alternativ eine zusammengerollte Decke/Kissen) zwischen deine Unterschenkel, oberhalb der Knöchel. Atme ein und strecke deinen gesamten Körper aus (Bild 1). Mit der nächsten Ausatmung aktiviere deine Körpermitte, um dann im Verlauf der Ausatmung beide Beine leicht anzuheben (Bild 2). Übe auf beiden Seiten.

Imagination: Unter deiner bodennahen Taille lodert ein brennendes Teelicht - halte also Abstand.

Dauer: 10 Beinhebel je Beinseite durchführen.

Wirkung: Kräftigung der Oberschenkelinnenseite (Adduktorengruppe) und Stabilisierung des Beckenrings.

Gerät: Pilates-Ring.

Variante und Steigerung 1

Drücke ausatmend leicht (!) den Ring zusammen, wenn du die Beine hebst. Bereits eine geringe Ringspannung ist für deine Zwecke völlig ausreichend.

Variante und Steigerung 2

Nutze statt des Rings ein kleines Gewicht von 500 Gramm, später von einem Kilogramm wie beim Medizinball (Bild 3).

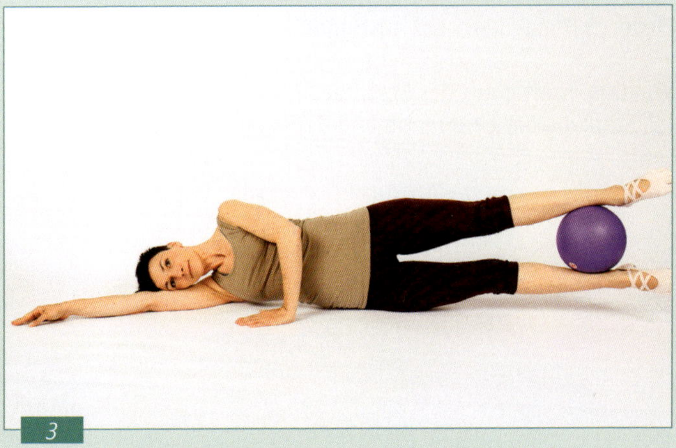

3

10. Stützarbeit – Trizeps

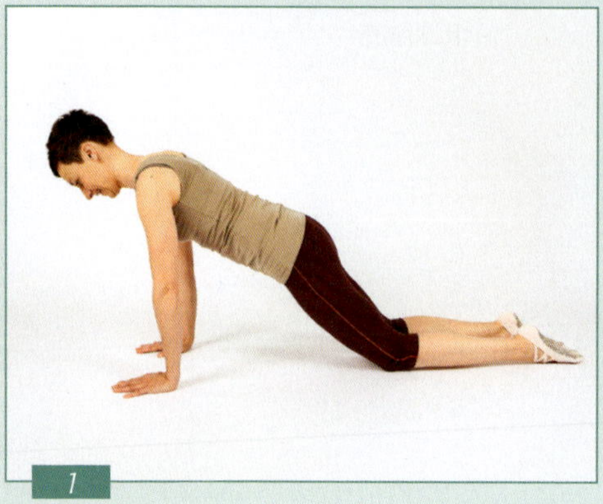
1

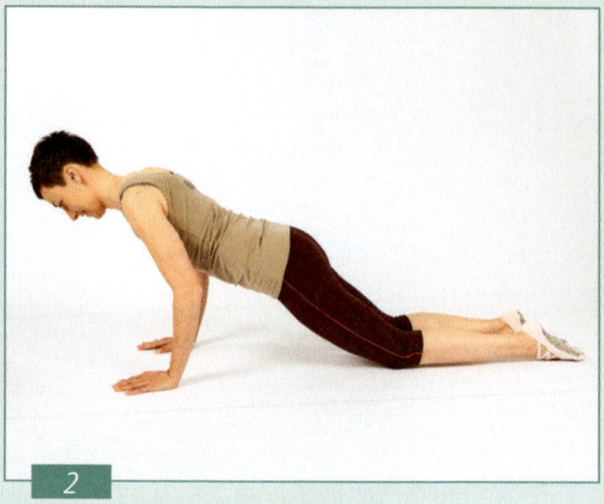
2

Beschreibung: Gehe in den Vierfüßlerstand. Deine Hände sind senkrecht unter den Schultern aufgestellt, die Knie sind unter den Hüften. Von dort setze deine Knie 2-3 Handbreit zurück, ohne dass die Schultern ihre Position über den Handgelenken verlassen und strecke deine gesamte Wirbelsäule lang aus (Bild 1). Atme vorbereitend ein, um mit deiner Ausatmung deine Ellbogen leicht zu beugen, sodass deine Ellbogenköpfchen in Richtung deiner Hüften schauen (Bild 2). Verweile einatmend in dieser Position, um ausatmend in die Ausgangsposition zurückzukehren.

Imagination: Dein Oberkörper wird wie auf Wolken getragen, deine starken Arme stützen dich vom Boden weg.

Dauer: 5-7-mal den Stütz ausführen.

Wirkung: Kräftigung des Schulter-Arm-Komplexes, Gewichtsübernahme auf den Schultergürtel, Stärkung der Unterarme und der Handgelenke.

Variante und Steigerung

Wenn du den Unterarmstütz mit aufgestellten Knien gut beherrschst, so gehe, beginnend aus einem Vierfüßlerstand, in eine „lange Planke", indem du nacheinander beide Beine ausstreckst und dich auf die Zehenballen stellst (Bild 3). Atme vorbereitend ein, ausatmend beuge erneut deine Ellbogen, sodass diese in Richtung deiner Fersen „blicken" (Bild 4). Behalte die große Länge deiner Wirbelsäule bei.

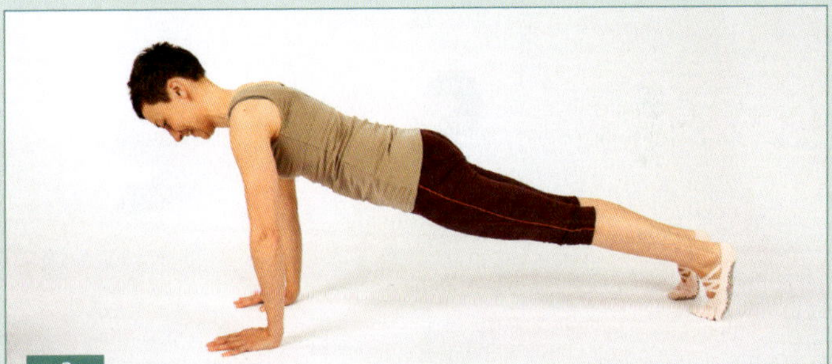

3

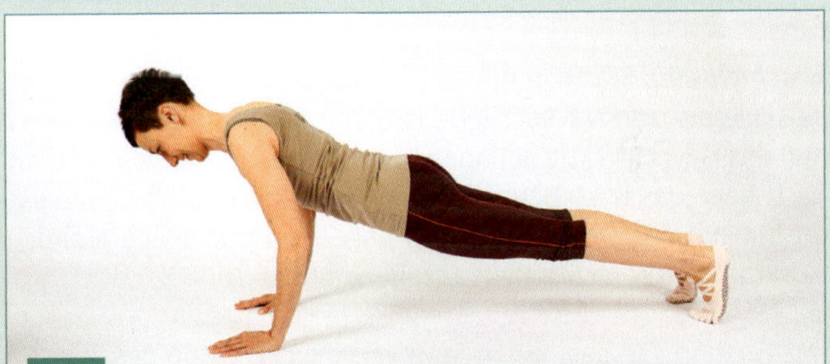

4

11. Der stützende Einbeinheber

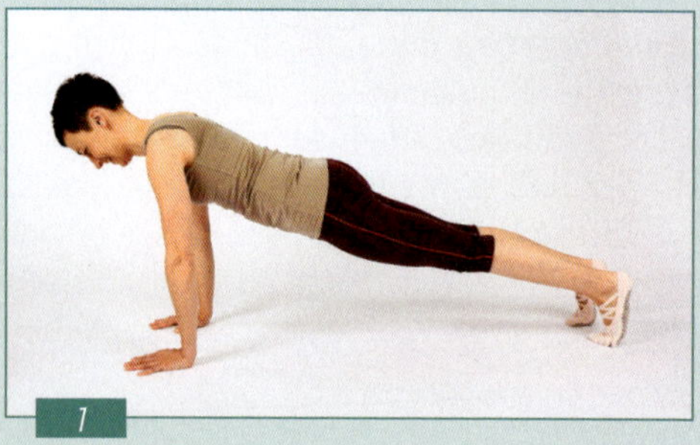

1

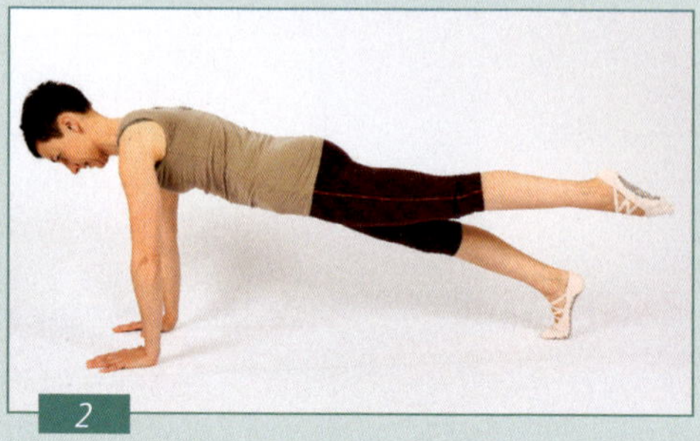

2

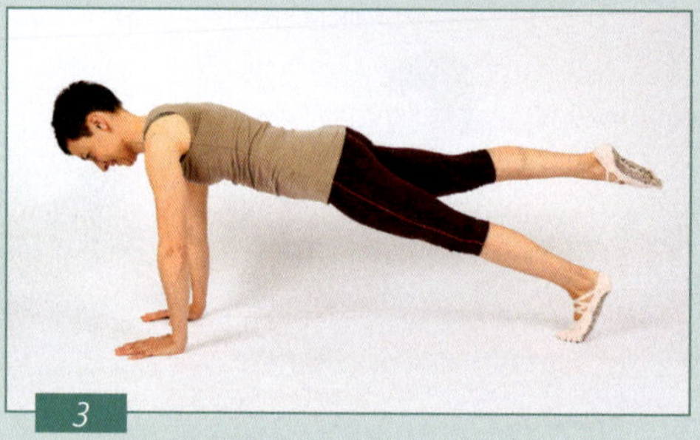

3

Beschreibung: Starte in deiner gut aufgebauten „langen Planke“ (Bild 1). Verlängere die Wirbelsäule bis zum Nacken und lasse den Kopf auf der gleichen Höhe schweben, während du nun das Gewicht aktiv verlagerst und auf beide Hände und dein rechtes Bein verlagerst – danach hebe das linke Bein der Länge nach an (Bild 2). Stelle es einatmend ab und verlagere ausatmend das Gewicht auf das linke Bein und beide Hände, um im weiteren Verlauf der Ausatmung das rechte Bein anzuheben (Bild 3).

Imagination: Du hast einen Stab verschluckt, deine gesamte Wirbelsäule und dein Schultergürtel bleiben lang aufgespannt.

Dauer: 5-7 Beinheber je Beinseite durchführen.

Wirkung: Rumpfstabilität, Kräftigung des Schulter-Arm-Komplexes, Handgelenkstabilisierung, Rückenkraft.

Geräte: Balance Pad.

Variante und Steigerung

Statt der gehobenen Beine setze aus dem Vierfüßlerstand dein linkes Knie auf das Balance Pad und versuche zunächst mit beiden aufgestützten Armen, das rechte Bein anzuheben und zu senken. Wahre ausreichende Körperspannung und denke an eine gute Atmung. Gelingt dies, kannst du testen, den linken Arm parallel zum rechten Bein seitwärts mit anzuheben (Bild 4).

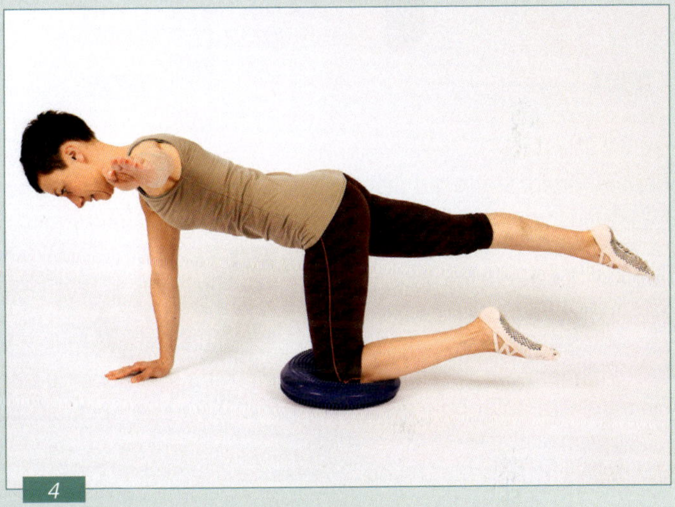

4

12. Das umgekehrte Dreieck

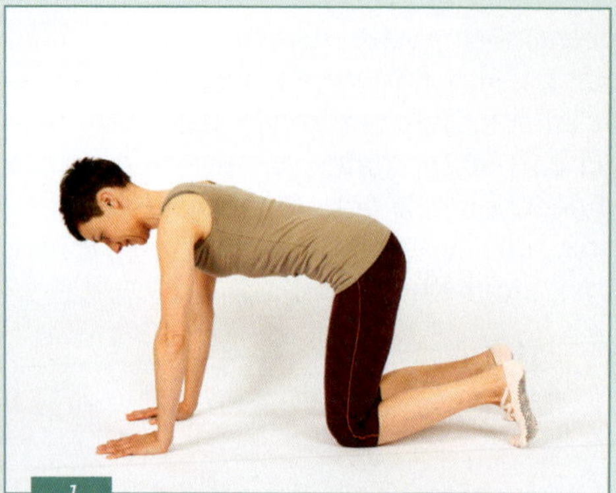

1

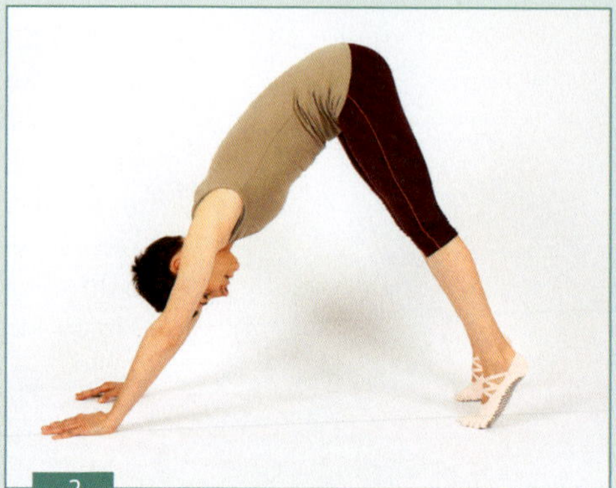

2

Beschreibung: Starte aus deinem Vierfüßlerstand (Bild 1) und hebe ausatmend bei aktivierter Körpermitte deinen langen Rücken an, eventuell strecken sich dabei deine Knie, aber das ist kein Muss (Bild 2). Einatmend verweile in dieser Umkehrhaltung. Ausatmend senke bei langem Rücken deine Knie achtsam und muskulär geführt wieder ab. Wiederhole den Bewegungsablauf.

Imagination: Dein Becken wird an einem Kran nach oben gezogen, bis deine Sitzhöcker die Zimmerdecke anfunkeln, als wären sie mit Taschenlampen ausgestattet.

Dauer: Wiederhole die Übung 5-7-mal.

Wirkung: Balanceschulung, Einübung einer Umkehrhaltung. Hamstring-Stretch.

Variante

Wenn dir das umgekehrte Dreieck mehr und mehr gelingt, so starte aus diesem (Bild 3) und verlängere nach Gewichtsverlagerung auf die Hände und das rechte Bein das linke Bein in Richtung Zimmerdecke. Probiere, deinen Rücken trotzdem lang zu halten. Beide Beckenknochen „sehen" weiterhin nach vorne zu den Händen.

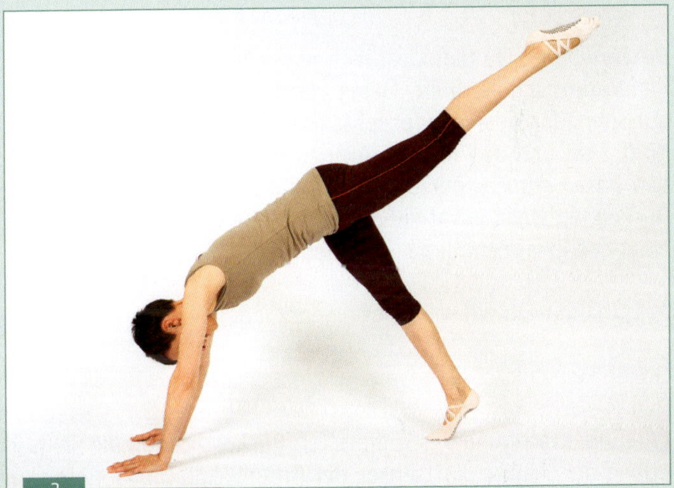

3

13. Die Schwimmende

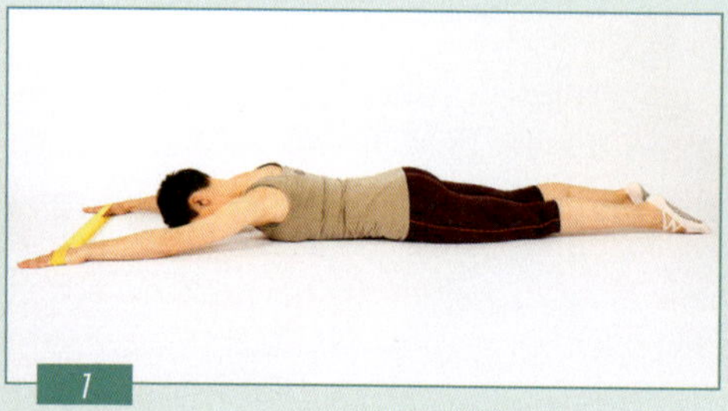

1

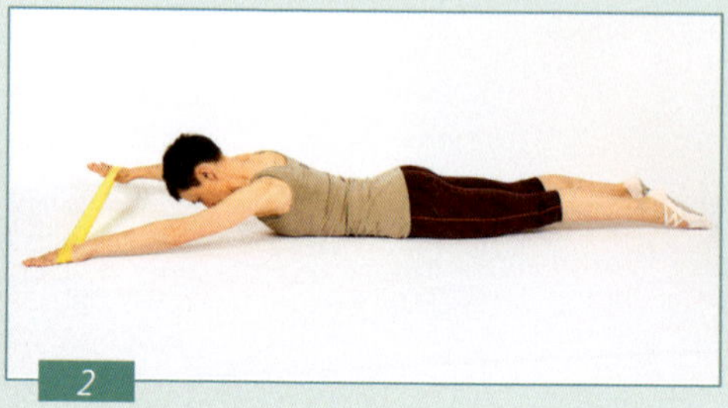

2

Beschreibung: Du befindest dich in der Bauchlage, hast die Arme lang vor dir ausgestreckt, mindestens schulterbreit. Deine Hände stecken in einem Gymnastik-„Loop“, den du bereits auf Spannung auseinanderziehst (Bild 1). Atme vorbereitend ein, um mit der Ausatmung den Kopf, Hals und den rechten Arm zu heben. Mache eine Zwischenatmung, um danach auch den linken Arm emporzubringen (Bild 2) und stabilisiere dich bei einem „langen“ unteren Rücken. Verweile ausatmend und schiebe das Fitnessloop mit den Handkanten weiter auseinander. Einatmend lege dich wieder ab.

Imagination: Du schwebst auf einem fliegenden Teppich durch die Luft.

Dauer: Hebe dich 5–7-mal an.

Wirkung: Kräftigung des kompletten Rückens gegen die Schwerkraft. Über-Kopf-Arbeit, Kräftigung der Schulterblattsenker, der Armmuskulatur. Hüftstreckung in Bauchlage möglich.

Gerät: Gymnastik-„Loop“.

Variante und Steigerung

Verweile kontinuierlich ein- und ausatmend mit Kopf und den Armen in der Luft, um von dort aus in ein Paddeln deiner Arme zu starten, bei dem du das Gymnastikband unter Spannung setzt (Bild 3).

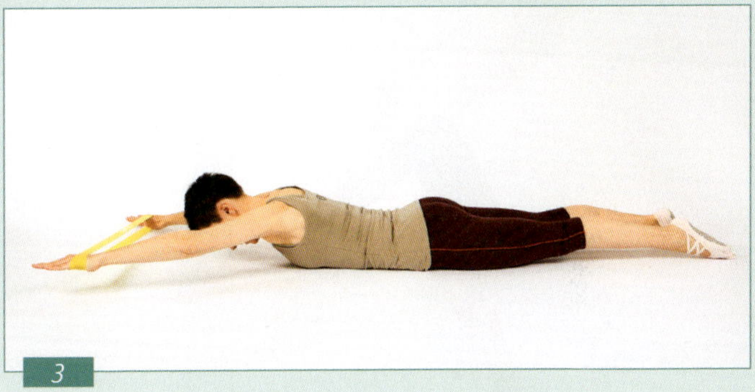

3

14. Stehende Armkraft

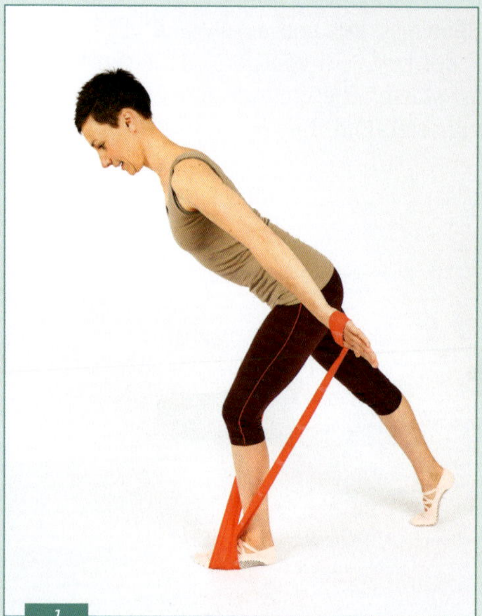

1

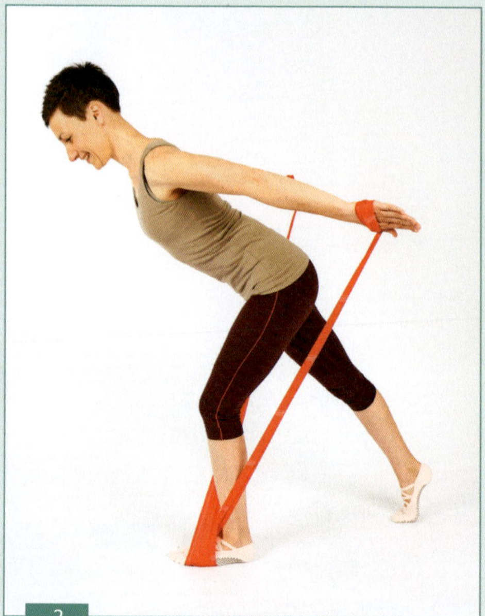

2

Beschreibung: Du beginnst im Stand und setzt deinen linken Fuß in das Gymnastikband. Führe je ein Bandende in eine Hand und winde es ruhig 1–2-mal um deinen Handteller, sodass eine ausreichend große Bandspannung entsteht. Setze deinen rechten Fuß in einen Ausfallschritt nach hinten und lehne deinen Oberkörper bei lang gestrecktem Rücken nach vorn (Bild 1). Mit der folgenden Ausatmung schiebe deine langen Arme am Becken vorbei hinter und „über dich" (Bild 2). Balanciere weiterhin auf deinem rechten Fußballen. Einatmend führe deine Arme zurück in die Ausgangsposition (Bild 1).

Imagination: Deine starken Arme drücken schwere Regenwolken hinter dich.

Dauer: 8–10 Wiederholungen, danach Wechsel zum anderen Bein durchführen.

Wirkung: Kräftigung des M. triceps und der Rückenmuskulatur, Streckung des Schultergelenks und Balanceschulung.

Geräte: Gymnastikband.

Starte in der Ausgangsposition mit aufgestelltem rechten Bein. Du fühlst dich fit und sicher? Hebe dein rechtes Bein in die Luft an und halte es dort, während deine Arme nach hinten oben ziehen (Bild 3). Setze die Zehen ab, wenn du die Arme zurückführst.

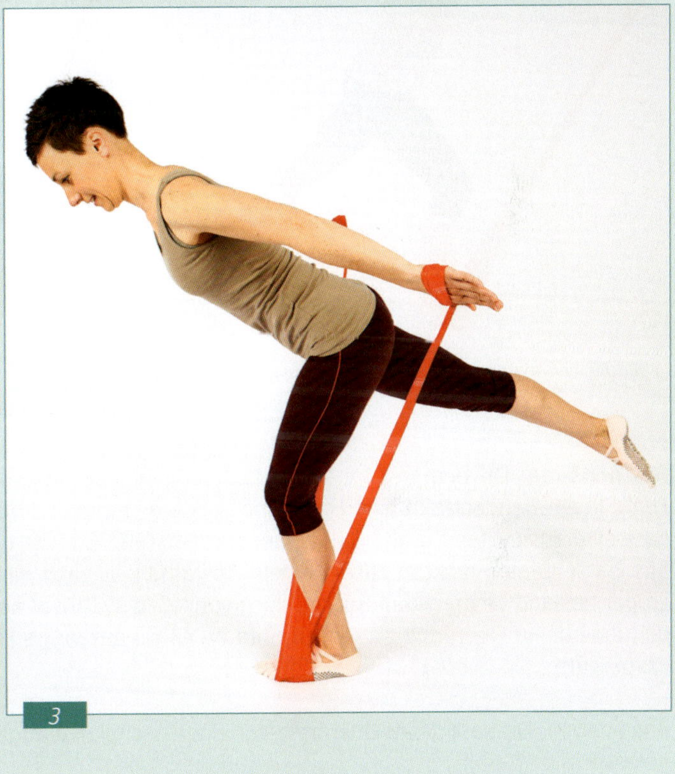

3

Variante

15. Standing Biceps Curls

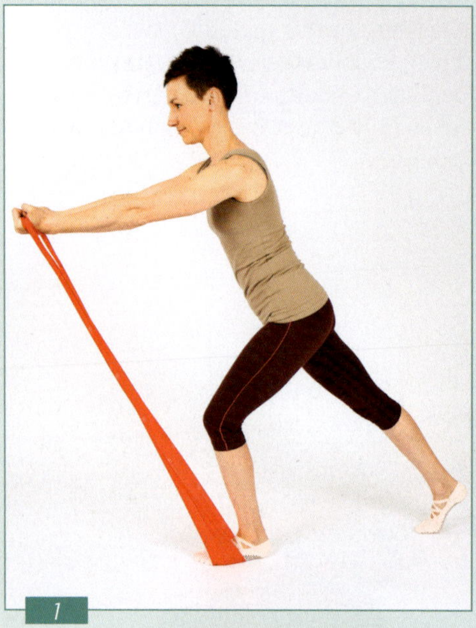

1

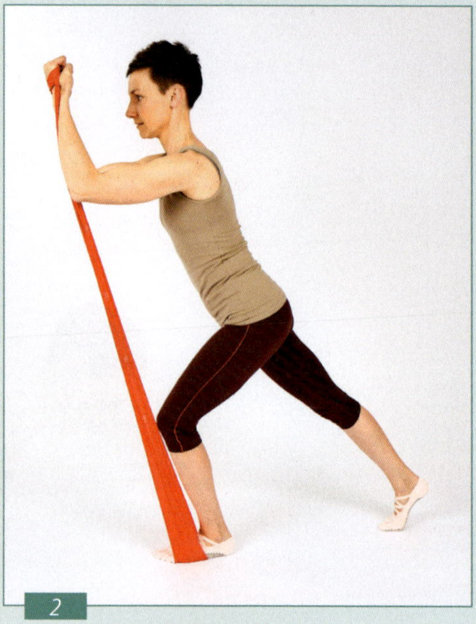

2

Beschreibung: Du beginnst im Stand und setzt deinen linken Fuß in das Gymnastikband. Führe je ein Bandende in eine Hand und winde es ruhig 1–2-mal um deinen Handteller, sodass eine ausreichend große Bandspannung entsteht. Strecke deine Arme auf Schulterhöhe aus. Setze deinen rechten Fuß in einem Ausfallschritt nach hinten und lehne deinen Oberkörper bei lang gestrecktem Rücken nach vorn (Bild 1). Ausatmend beuge deine Ellbogen zu dir, ohne deine Oberarme zu senken (Bild 2). Achte auf lange Handgelenke und eine starke Körpermitte.

Imagination: Du hast deine Oberarme auf einer Tischplatte abgelegt und ziehst deine Handgelenke zu dir heran.

Dauer: 10-mal beugen und strecken.

Wirkung: Kräftigung des M. biceps und der Brustmuskulatur, Beugung des Schultergelenks und Balanceschulung.

Gerät: Gymnastikband.

Variante und Steigerung

Starte mit gebeugten Ellbogen und führe von dort deine Unterarme mit langen Handgelenken und dem Gymnastikband wie „senkrecht nach oben" in Richtung der Zimmerdecke (Bild 3). Deine Schulterblätter senke bewusst in Richtung Becken.

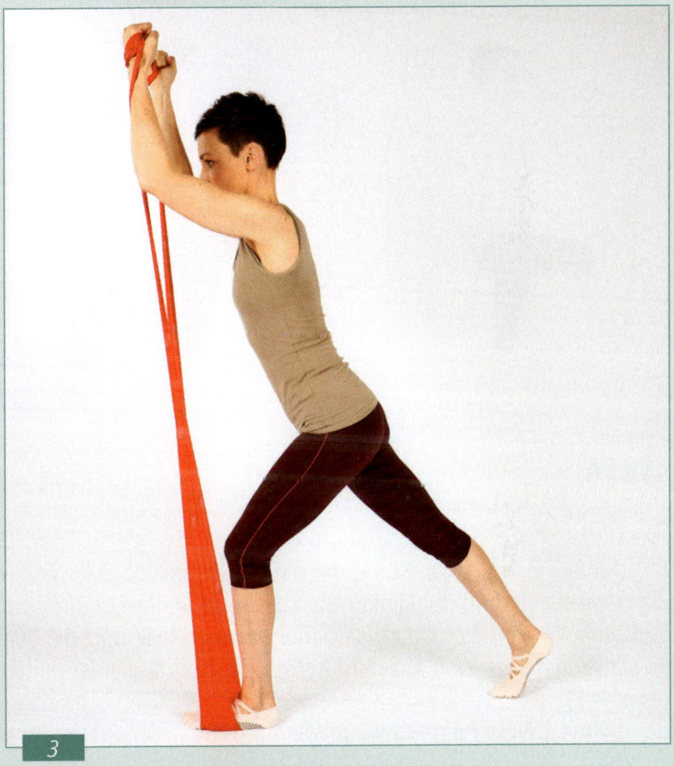

3

4.7.1 ZUSATZ 2

Die folgenden Übungen sind aufbauend und ergänzend zu deinem regelmäßigen Üben gedacht, wenn du bereits erfahren mit den Programmen (1, S. 90 ff. und 2, S. 120 ff.) bist.

16. Das schwingende, tanzende Bein

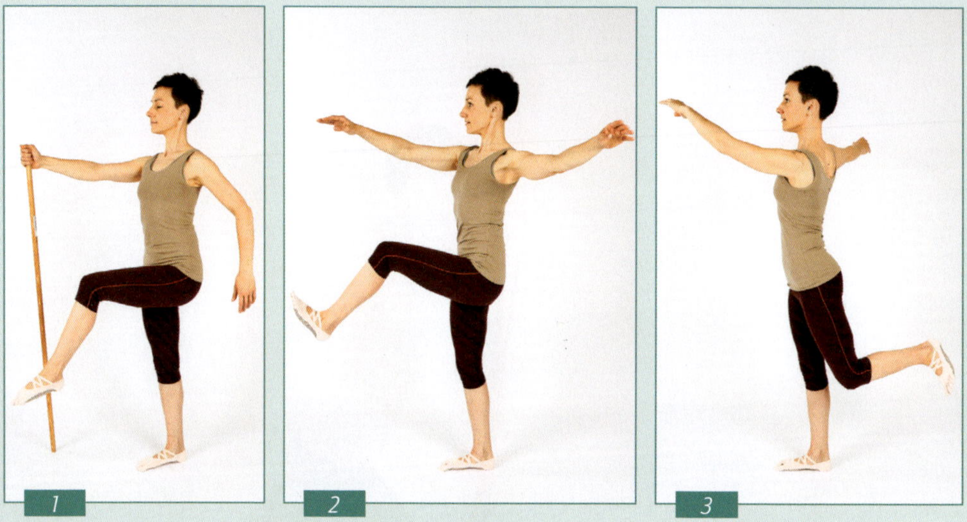

Beschreibung: Starte im Stand mit einem Besenstiel. Den rechten Arm weit ausgestreckt vor dir, hebe ausatmend dein linkes Bein gebeugt an und beginne, dieses schwingend vor und zurück zu bewegen. Wenn du dich sicher genug fühlst, darf der Stab beiseitegelegt werden und du schwingst dein Bein auf (Bild 2) und ab (Bild 3). Dabei helfen weit ausgebreitete Arme.

Imagination: Dein Bein schwingt wie ein Bumerang, der immer wieder zu dir zurückfindet.

Dauer: 1-2 Minuten lang ausführen.

Wirkung: Dynamische Stabilisation, Einbeinstand und Sturzprophylaxe. Hüftmobilisation.

Geräte: Besenstiel.

17. Der Armdurchschwinger

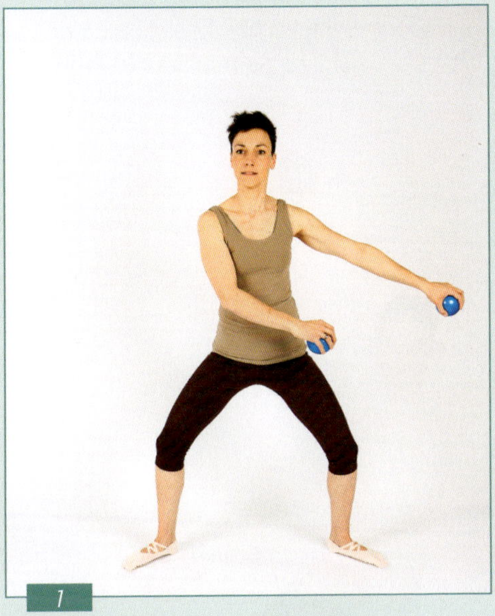

1

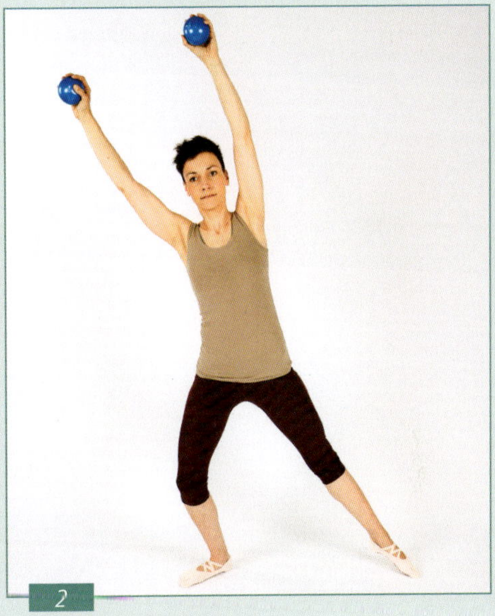

2

Beschreibung: Starte in einem überhüftbreiten Ausfallschritt. Deine Zehenspitzen zeigen nach außen, deine Knie zeigt in Richtung des zweiten Zehs. Deine Hände schwingen mit Gewichtsbällen (ersatzweise befüllte, kleine Wasserflaschen) hin und her (Bild 1). Beginne, die Schwünge größer werden zu lassen, indem du von links „unten" nach rechts „oben" schwingst mit deinen Armen, strecke dabei den gesamten Oberkörper und verlagere das Gewicht aufs rechte Bein (Bild 2). Dabei streckt sich das linke Bein. Schwinge zurück in die Ausgangsposition und wieder weit nach oben.

Imagination: Deine Gewichte sind schwer und ziehen dich mit sich.

Dauer: 10 Schwünge von links nach rechts, dann wechsle in die Gegenrichtung.

Wirkung: Die dynamische Stabilität verbessern, Armkraft. Die Streckung der Wirbelsäule betonen, und die Gewichtsverlagerung einüben.

Geräte: Gewichtsbälle.

Während du von beiden gebeugten Knien das Gewicht auf dein rechtes gebeugtes Knie verlagerst und deine Arme nach rechts oben emporschwingst, streckt sich auch dein linkes Bein und hebt sich leicht zur Seite hin an (Bild 3).

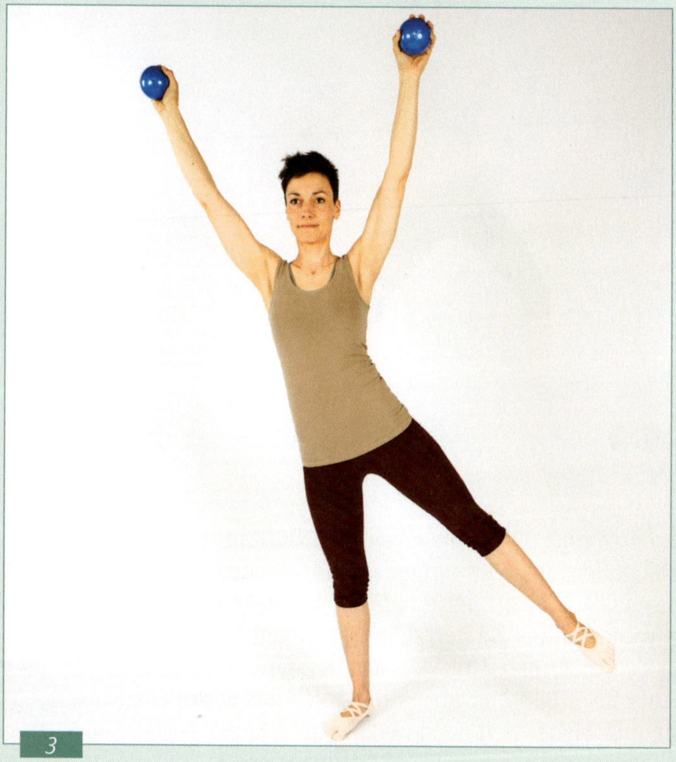

3

Variante

4.8 Trainingsprogramm 3 für Könner

Du hast das Beginner- und Steigerungsprogramm gut gemeistert und fühlst dich erfahren in den Übungen. Dann ist die Zeit gekommen, dir Übungsprogramm 3 vorzunehmen.

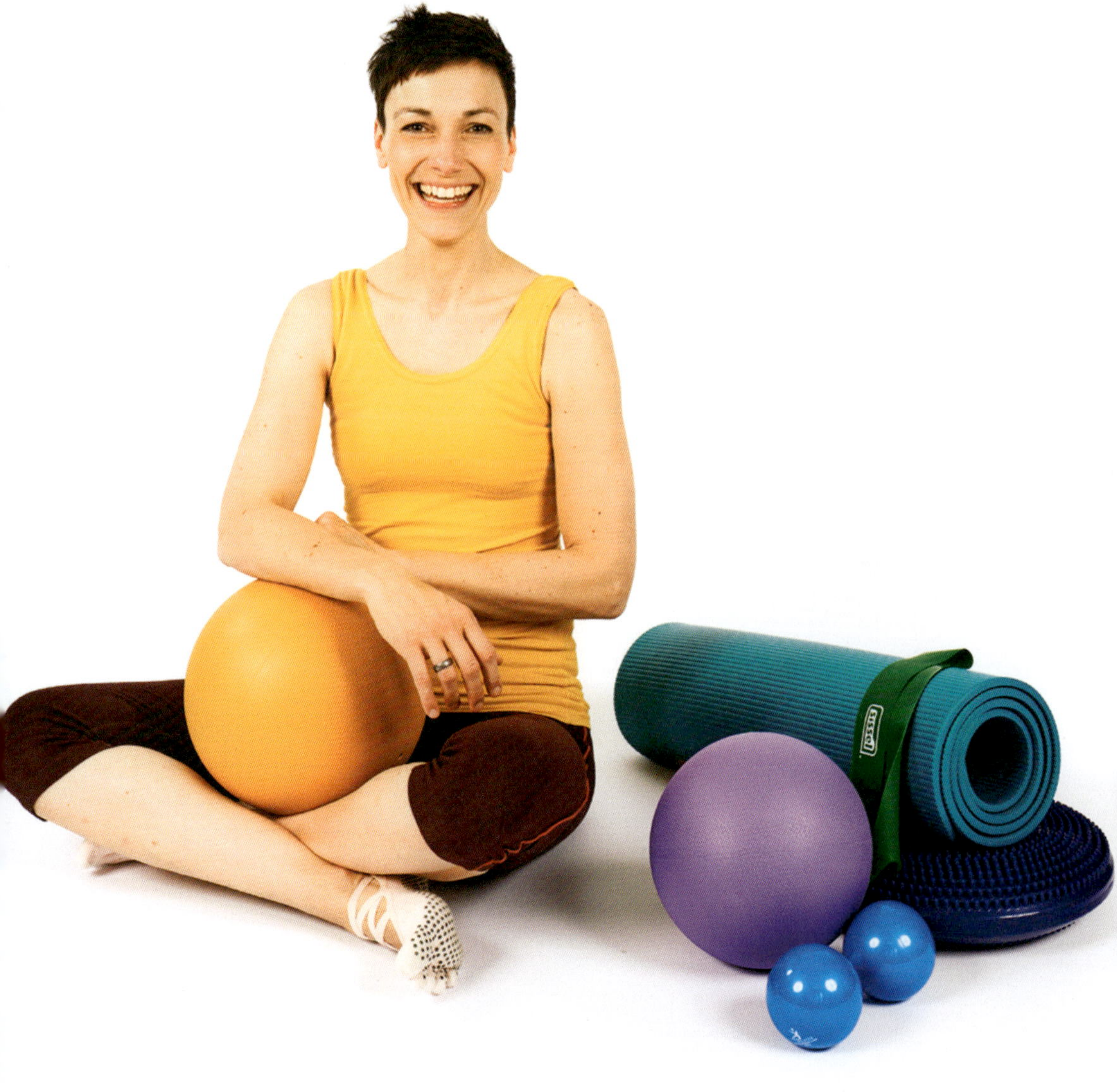

1. Bein-Expander

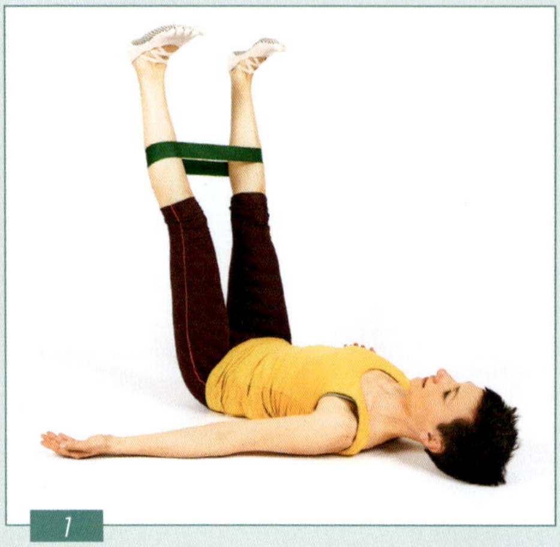

1

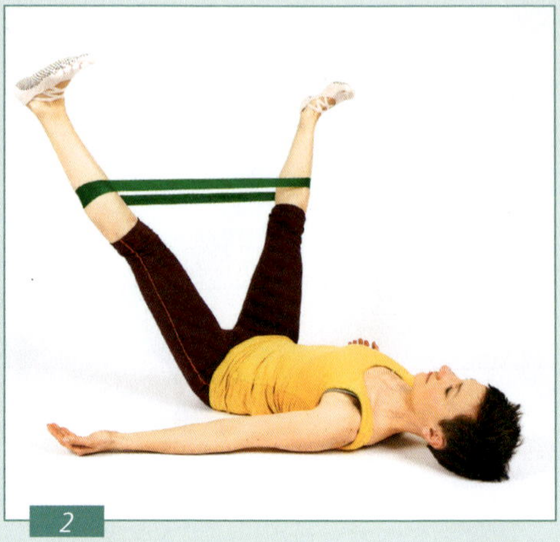

2

Beschreibung: Du liegst lang abgelegt auf dem Rücken, das Fitness-„Loop" ist um deine Schienbeine und Waden gelegt und du hast unter Bauchspannung beide Beine angehoben und in Richtung Zimmerdecke ausgestreckt (Bild 1). Atme vorbereitend ein, mit der folgenden Ausatmung schiebe das Fitnessband unter Anspannung deiner Körpermitte nach außen (Bild 2). Einatmend bringe es wieder zusammen, ohne dass es völlig erschlafft, ausatmend spanne es erneut.

Imagination: Dein Fitnessband wirkt gemeinsam mit deinen Beinen wie ein Expander, du spannst diesen langsam und nimmst ebenso langsam etwas Spannung davon. Kontrolliere das Spannungsverhältnis.

Dauer: 7–10-mal Bewegungen durchführen.

Wirkung: Wechselaktivierung von Oberschenkelinnen- und -außenseite (Adduktoren und Abduktoren). Isolation der Hüftausrichtung von der Beinbewegung. Stretch für die ischiokrurale Muskulatur samt Fasziengewebe.

Geräte: Fitness-„Loop".

Variante und Steigerung

Senke ausatmend deine geöffneten Beine unter Bauch- und Bandspannung nach vorne ab (Bild 3), um sie einatmend zurückzuholen, ohne die neutrale Beckenlage und die Bauchspannung aufzugeben.

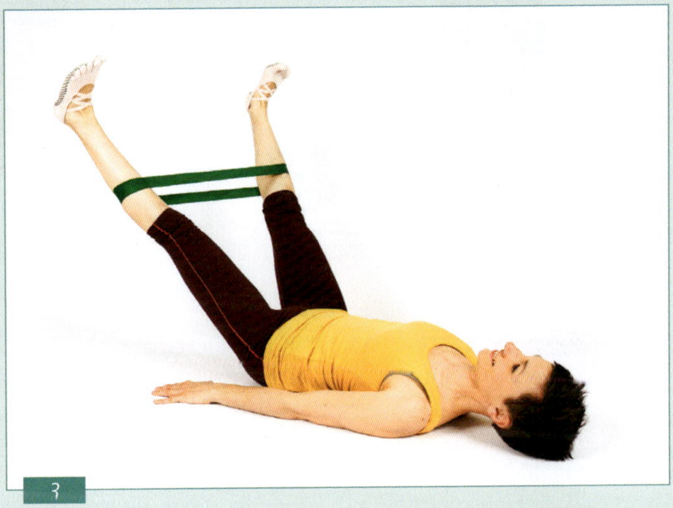

3

2. Leg Lowers, Zweibeinheber

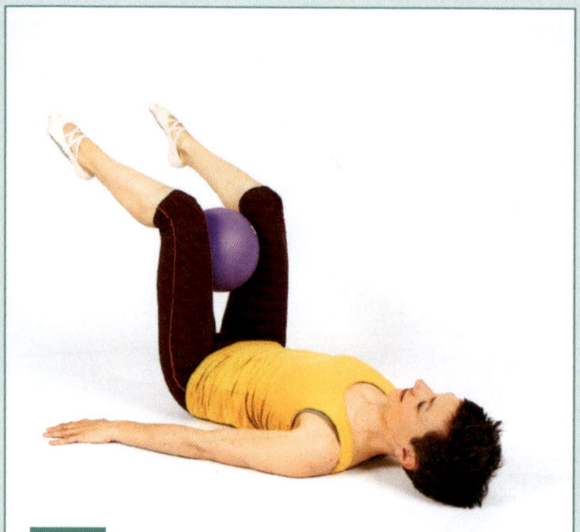

1

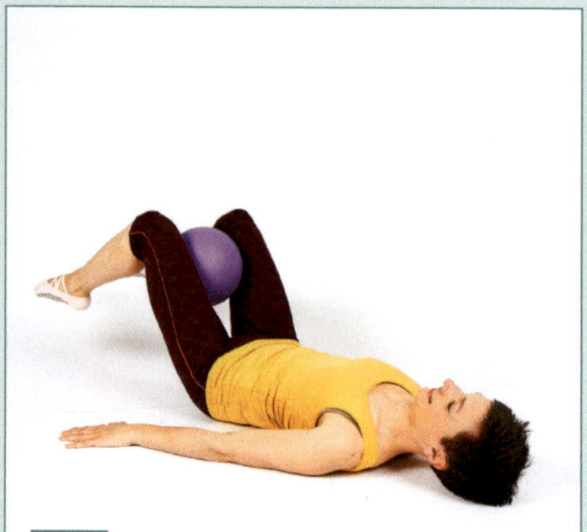

2

Beschreibung: Du hast dich erneut in der Rückenlage abgelegt und platzierst einen Medizinball (von einem Kilogramm Gewicht), ersatzweise einen Basketball oder ein Kissen zwischen die beiden angehobenen Oberschenkel (Bild 1). Atme vorbereitend ein, um mit der nächsten Ausatmung beide Beine mit dem leichten Zusatzgewicht des Balls nach vorne zu führen (Bild 2). Bereits wenige Zentimeter reichen, Vorrang hat die gute neutrale Ausrichtung deines Beckens (kein Hohlkreuzgefühl!). Führe die Beine einatmend zurück in die Ausgangsposition und wiederhole den Bewegungsablauf.

Imagination: Deine Beine sind wie aus Blei und werden schwer nach unten gezogen.

Dauer: 5-8-mal die Beine senken und heben.

Wirkung: Kräftigung der tiefen Bauchmuskulatur, Etablierung der neutral abgelegten Beckenposition (kleine Mulde unter der LWS!), Innenschenkelkräftigung und Hüftbeugereinsatz.

Geräte: Medizinball.

Variante und Steigerung

Beginne in der Rückenlage und führe statt der gebeugten Beine zwei gestreckte Beine inklusive eines kleinen Gewichts in die Übung für das Heben und Senken der Beine. Arbeite bewusst klein zu Beginn, sodass dein Becken lang und stabil abgelegt bleiben kann und du die kleine natürliche Schwingung der Lendenwirbelsäule hältst (Bild 3).

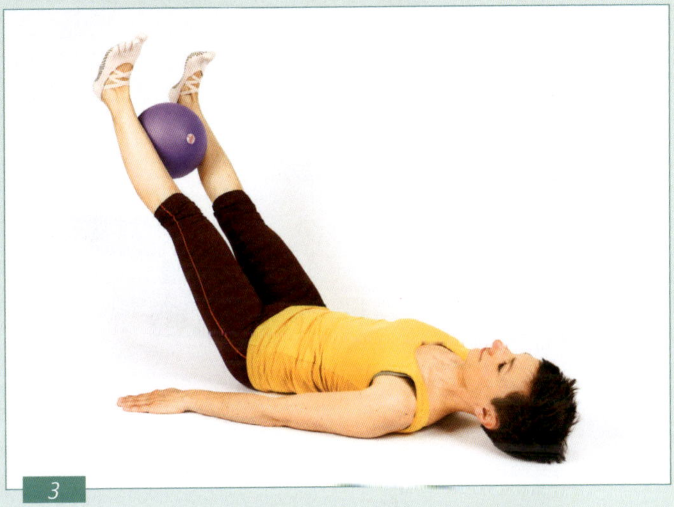

3

3. Der rennende Hase

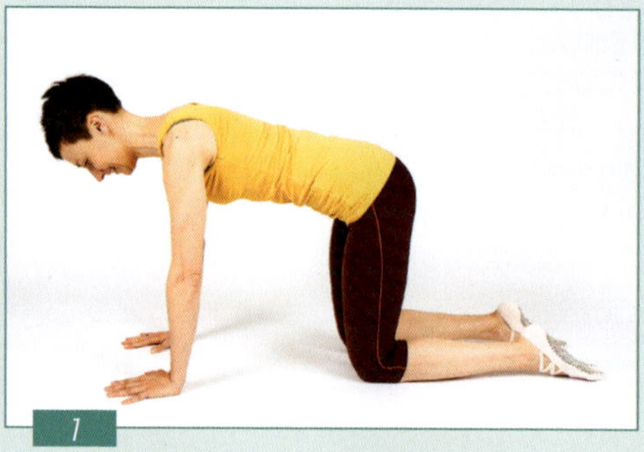

1

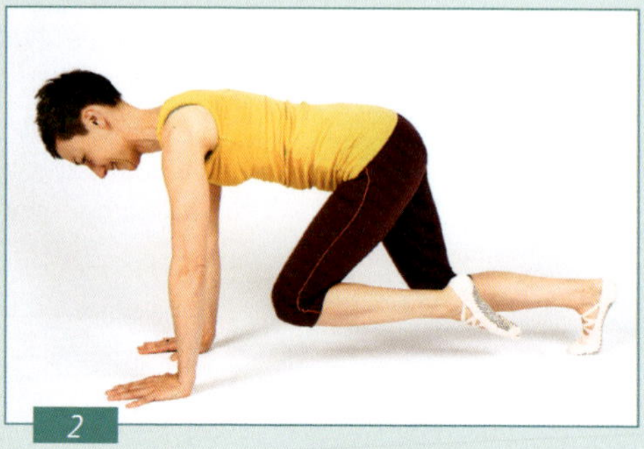

2

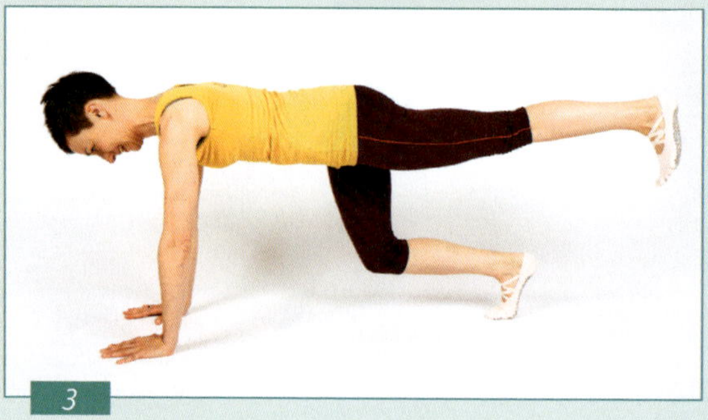

3

Beschreibung: Starte im Vierfüßlerstand (Bild 1) und atme vorbereitend ein. Mit der nächsten Ausatmung hebe unter Bauchspannung beide Knie wenige Zentimeter vom Boden ab. Verlagere das Gewicht auf den rechten Vorfuß und beide Hände, während du das linke Knie bei langem Rücken unter deinen Bauch ziehst (Bild 2). Einatmend strecke das linke Bein lang aus (Bild 3), ausatmend ziehe es erneut unter dich, ohne den Rücken zu runden. Fahre fort und wechsle dann die Beinseite.

Imagination: Du balancierst einen Besenstiel auf Kopf, Rücken und Becken.

Dauer: 5–7-mal die Beuge-Streck-Bewegungen je Beinseite ausführen.

Wirkung: Rumpfkräftigung. Einbeinstandbalance. Krafttraining für den Rücken. Die Ganzkörperstabilität verbessern.

Geräte: Fitness-„Loop".

Variante

Wenn du die Übung ausführst, indem du zusätzlich einen Fitness-„Loop" um deine Oberschenkel legst, wird es anstrengender, wackliger und kräftigt deine Oberschenkelaußenseiten stärker (Bild 4).

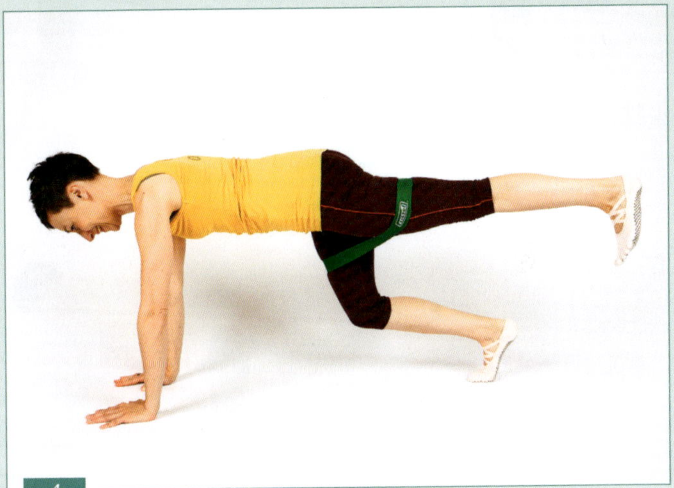

4

4. Der Freischwimmer 1

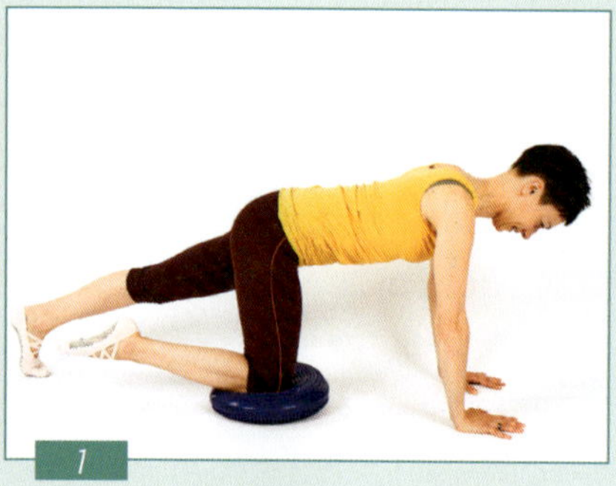

1

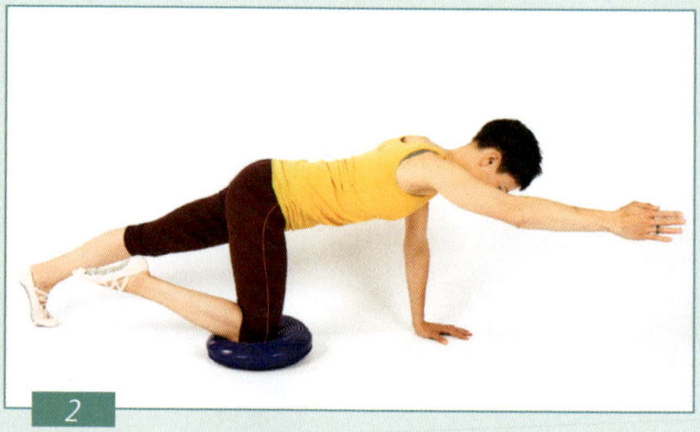

2

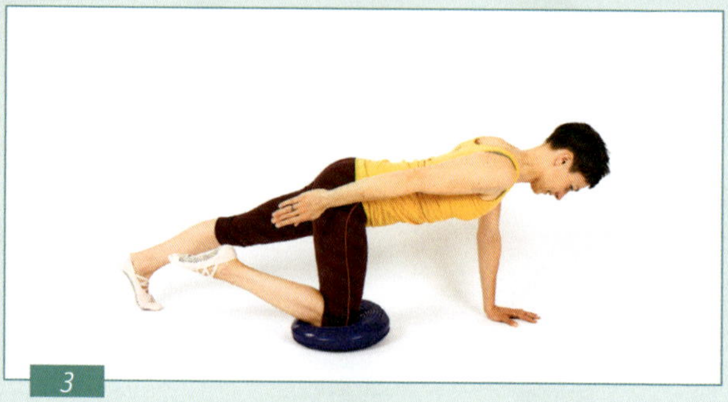

3

Beschreibung: Du startest aus einem Vierfüßlerstand mit den Händen unter den Schultergelenken, deinen Knien unter den Hüften. Unterlagere dein rechtes Knie mit einem Balance Pad (alternativ mit einem Pilates-Ball oder Kissen). Stelle dein linkes Bein lang auf mit dem Gewicht auf dem Vorfuß (Bild 1). Atme vorbereitend ein, mit der nächsten Ausatmung transferiere das Körpergewicht auf das rechte Knie und den linken Arm, um den rechten Arm über vorn anzuheben (Bild 2). Versuche, das Gleichgewicht zu halten, während du nun mit der nächsten Ausatmung einen „Schwimmzug" deines rechten Arms zum Becken unternimmst (Bild 3). Übe einige Schwimmzüge je Armseite, bevor du die Seite wechselst.

Imagination: Dein Arm vollführt Schwimmzüge durch die Luft.

Dauer: Fünf Armbewegungen je Seite ausführen.

Wirkung: Stabilitätstraining, Aktivierung der Rücken- und Bauchmuskulatur, Balanceschulung, Armkraft.

Gerät: Balance Pad.

5. Der Freischwimmer 2

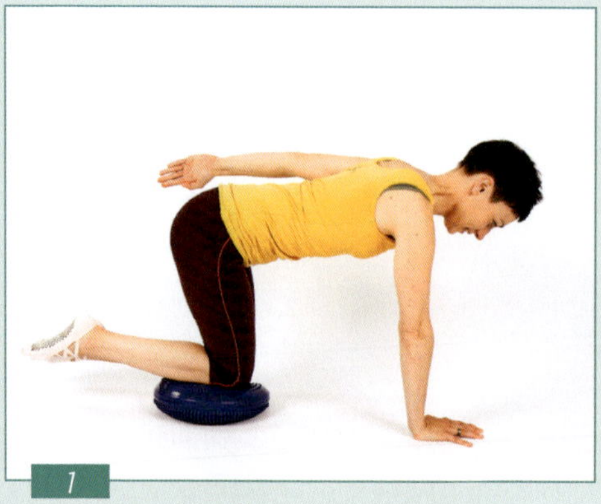

1

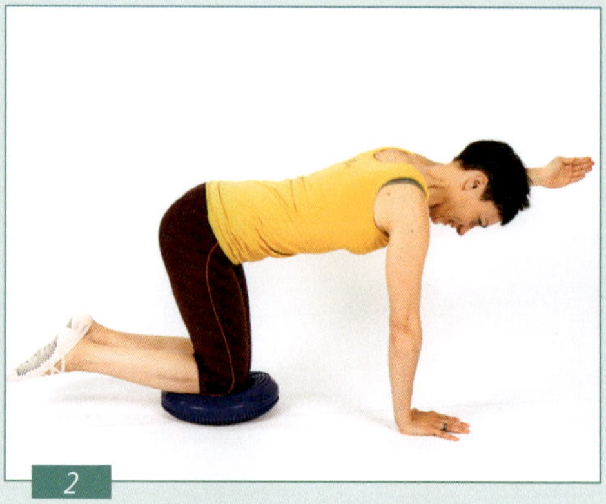

2

Beschreibung: Du stehst im Vierfüßlerstand und dein Vorfuß bzw. deine Fußballen sind beiderseits auf den Boden gestellt. Du setzt das Balance Pad unter deine Knie und erarbeitest dir eine so stabile Position wie möglich. Von hier atme vorbereitend ein und verlagere das Gewicht auf beide Knie und auf deinen rechten Arm. Mit der folgenden Ausatmung hebe deinen linken Arm an und führe ihn nach vorne und oben (Bild 2). Einatmend bleibe und stabilisiere dich so gut wie möglich in Kraft und Länge, um ausatmend deinen Arm in Richtung des Beckens zu bewegen (Bild 1). Wiederhole den Bewegungsablauf.

Imagination: Du schwebst scheinbar schwerelos und kraulst einarmig durchs Wasser.

Dauer: 5-7 Armbewegungen pro Seite durchführen.

Wirkung: Tiefenstabilität, Rumpfstabilität aufbauen und festigen.

Geräte: Balance Pad.

Variante und Steigerung

Balanciere ohne, dass sich einer deiner Arme hebt, mit beiden Knien und mit einem langen Rücken auf dem Balance Pad. Mit guter Pilates-Atmung und Zentrierung verschaffst du dir ein Plus an Stabilität.

6. Der umgekehrte Wassertreter

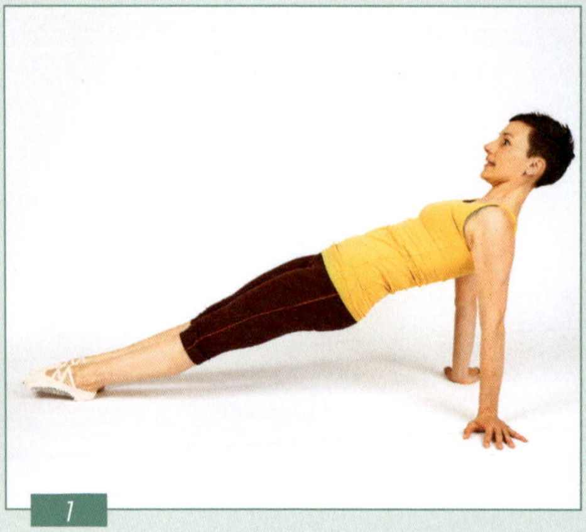

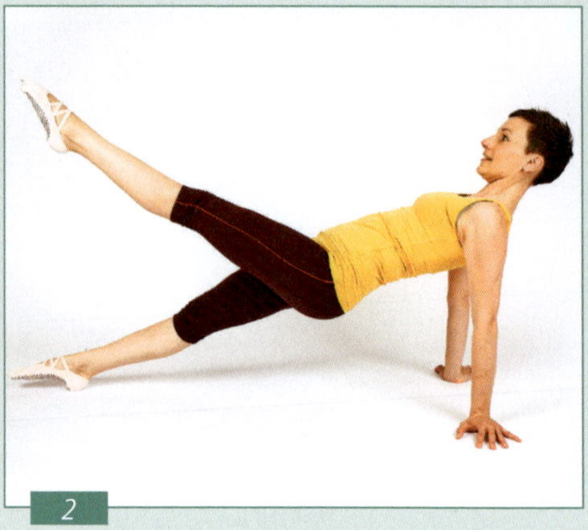

Beschreibung: Setze dich in einen Langsitz ab, deine Hände gleiten ein Stück hinter dich. Strecke deine Beine lang aus und hebe dich ausatmend kraftvoll nach oben in die „umgekehrte Planke" (Bild 1). Halte diese Position und verlagere von hier das Gewicht auf deine rechte Ferse und beide Hände, um dein linkes Bein lang anzuheben (Bild 2). Setze dein Bein einatmend ab, um ausatmend das rechte Bein anzuheben. Du hältst die einmal geschaffte Höhe deiner Hüfte.

Imagination: Du schwebst schwerelos im Wasser und schiebst es mit deinem Bein zur Seite.

Dauer: 5-7 Beinhebel je Seite durchführen.

Wirkung: Streckung der Brustwirbelsäule, Schulterdehnung, Stützkraft, Handgelenkkräftigung, Rumpfstabilität verbessern.

Geräte: Balance Pad.

Variante und Steigerung

Um ein Plus an Arbeit für die Körpermitte zu erwirken, platziere das Balance Pad unter deiner rechten Ferse und versuche dich in der gleichen Übung. Hebe achtsam und konzentriert atmend mit angespannter Bauchwand das Becken und dann die Beine (Bild 3).

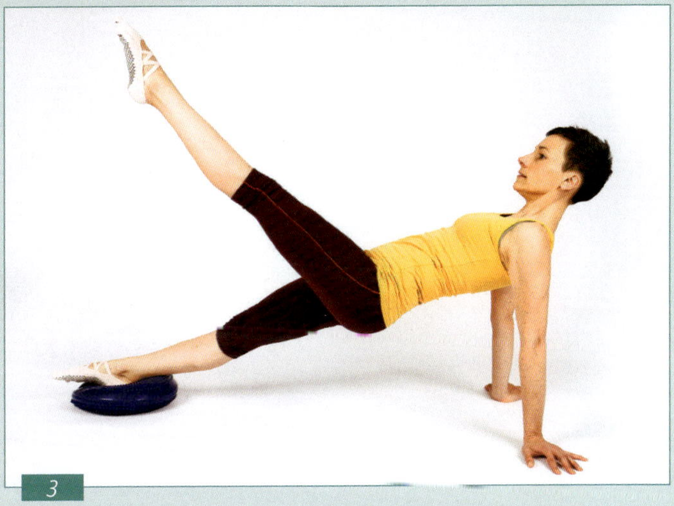

3

7. Die Heckenschere

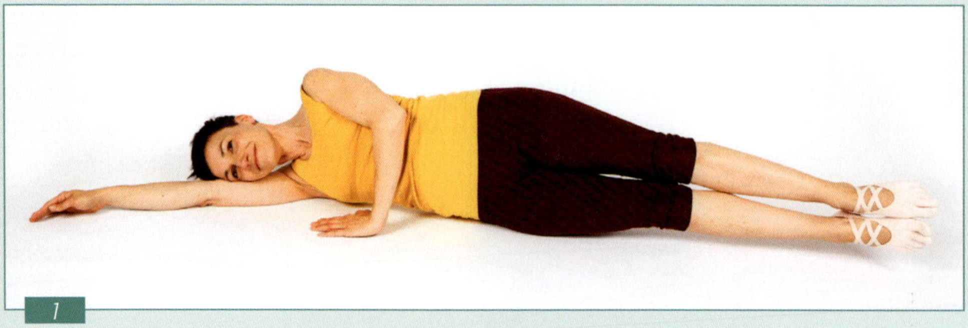

1

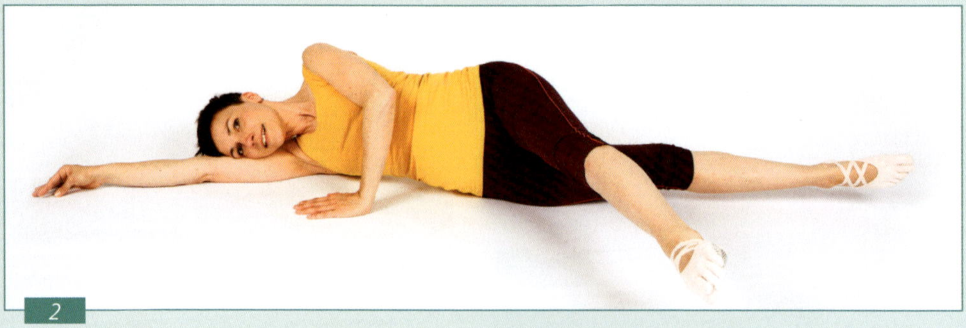

2

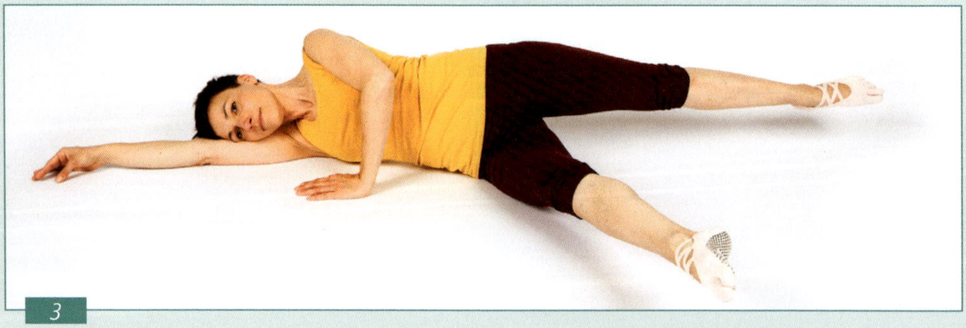

3

Beschreibung: Du liegst seitlich abgelegt „wie auf einer exakt gezogenen Linie". Staple die Gelenke übereinander und stütze deine obere Hand vor dem Brustbein ab (Bild 1). Atme vorbereitend ein und hebe beide Beine an. Führe dann scherende Bewegungen deiner Beine vor (Bild 2) und zurück aus (Bild 3), wobei beide Beine stets verlängert bleiben. Achte auf ein stabiles Becken und einen langen Rücken.

Imagination: Deine Beine bilden eine riesige Heckenschere.

Dauer: 10 Scherbewegungen auf der linken und auf der rechten Beinseite durchführen.

Wirkung: Kräftigung des Iliopsoas (Hüft-Lenden-Muskel), der tiefen Bauchmuskulatur, der Oberschenkelinnen- und -außenseite. Die Balance in Seitlage verbessern.

Variante

Du fühlst dich stabil und kräftig? Probiere diese Übung ohne den stützend aufgestellten Arm. Diesen strecke stattdessen während der Scherbewegungen senkrecht in Richtung Zimmerdecke (Bild 4). Wackelspaß ist garantiert.

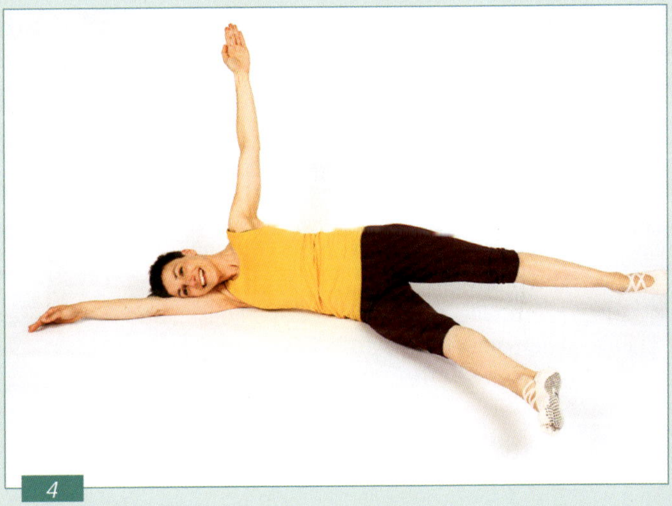

4

8. Der Stern

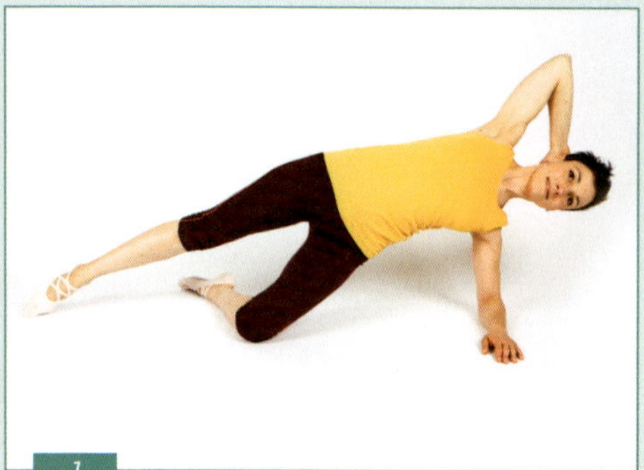

1

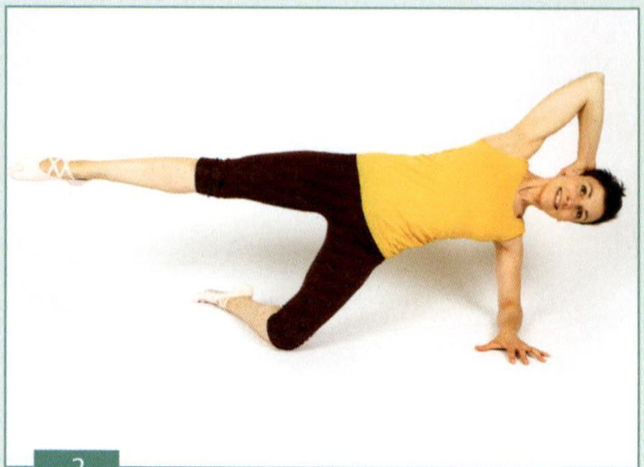

2

Beschreibung: Starte aus einem Seitstütz deines linken Arms mit aufgestelltem Knie auf einer dämpfenden Unterlage. Dein oberes, rechtes Bein ist gestreckt und stützt sich über die Zehen auf den Boden, deine rechte Hand „hält" den Hinterkopf (Bild 1). Atme vorbereitend ein, mit der Ausatmung hebe das obere Bein der Länge nach auf Hüfthöhe an (Bild 2). Deine Taille bleibt in der Verlängerung gleich lang. Senke das Bein einatmend ab, ausatmend hebe es erneut.

Imagination: Du bist ein strahlender Stern, der am Abendhimmel aufgeht.

Dauer: 7-9 Wiederholungen je Beinseite durchführen.

Wirkung: Kräftigung der schrägen Bauchmuskulatur, Balanceschulung. Kräftigung der Oberschenkelaußen- und -innenseite, Hüfttraining.

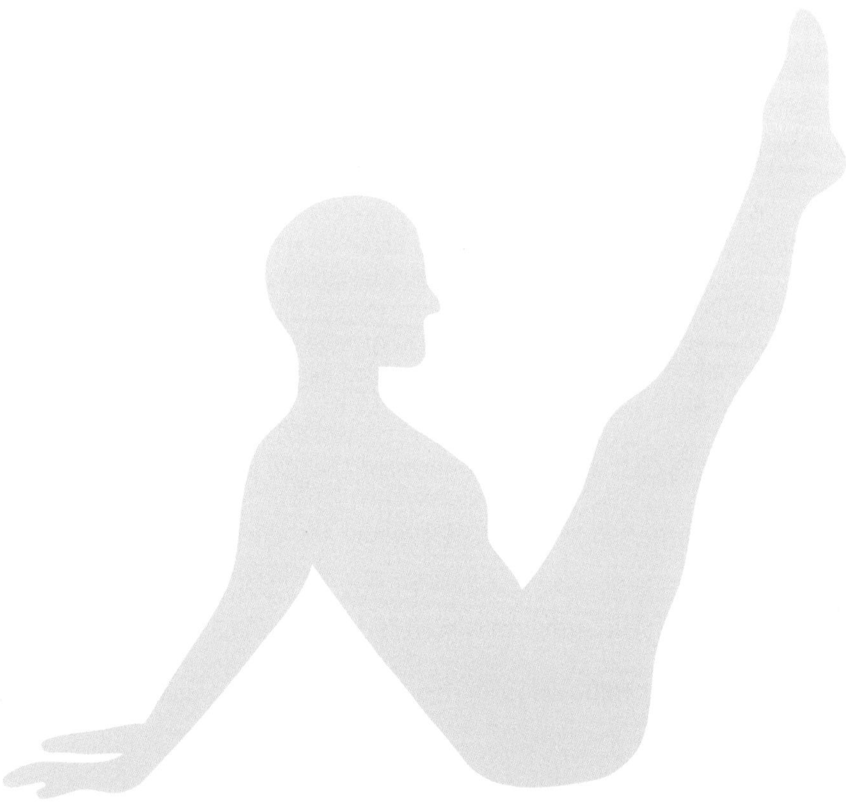

9. Hip Circles

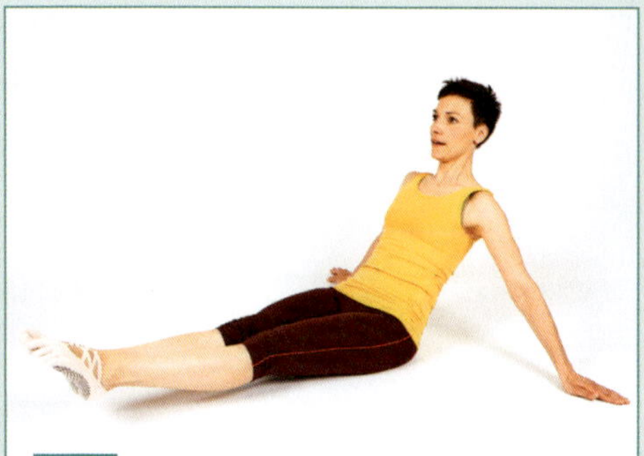

1

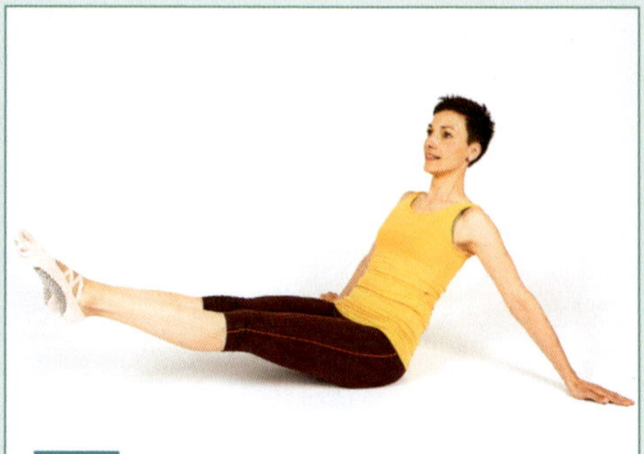

2

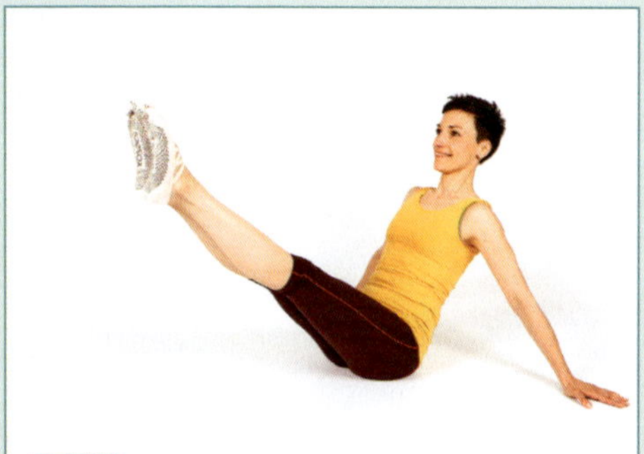

3

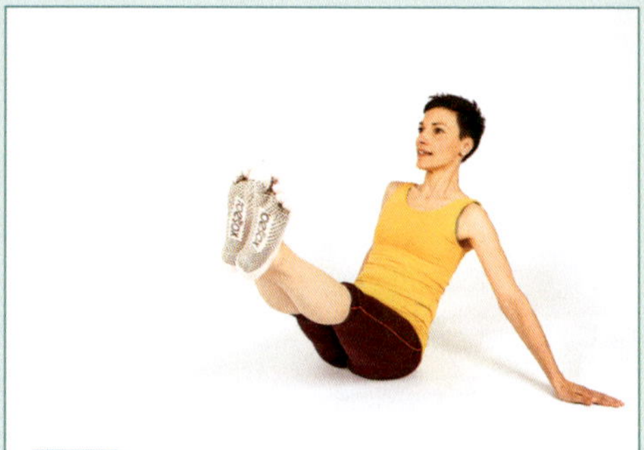

4

Beschreibung: Beginne im Langsitz. Du hast die Beine vor dir ausgestreckt und deine Arme lang hinter dir aufgestützt. Falte deinen Schultergürtel auseinander, als wolltest du ein Segel glatt aufspannen (Bild 1). Atme vorbereitend ein und schaffe Länge in deiner Wirbelsäule. Ausatmend hebe deine Beine aus deiner starken Körpermitte heraus an (Bild 2) und male mit den Füßen einen Kreis in die Luft (Bild 3). Setze ab und beginne erneut mit dem Kreis in die Gegenrichtung (Bild 4).

Wichtig: Lasse deinen Rücken lang ausgestreckt, hebe eher die Beine etwas weniger hoch.

Imagination: Deine Zehen sind wie lange Malerpinsel, die einen bunten Kreis in die Luft malen.

Dauer: Drei Hip Circles je Seite ausführen (von rechts nach links und von links nach rechts).

Wirkung: Mobilisierung des Hüftgelenks, Kräftigung der Hüftbeuger und Dehnung der rückseitigen Beinmuskulatur.

Variante

Wenn du geübt in den Hip Circles bist und deinen Rücken mit angehobenen Beinen gut gerade halten kannst, fordere dich mit dieser Variante – einen Toningball zwischen beide Waden klemmen – heraus (Bild 5).

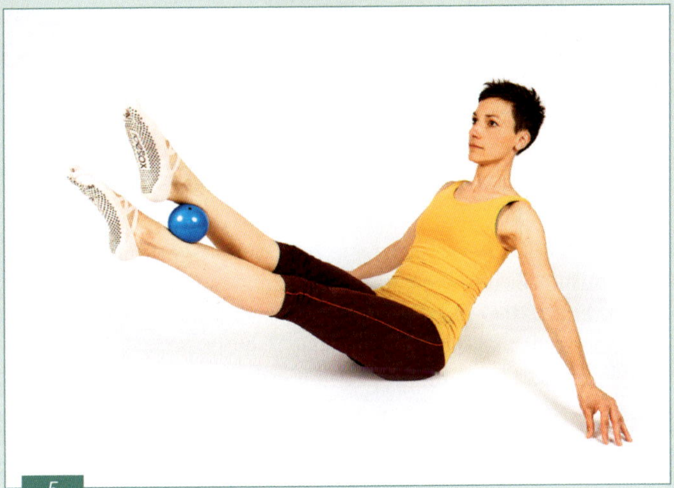

5

10. Den Rücken strecken

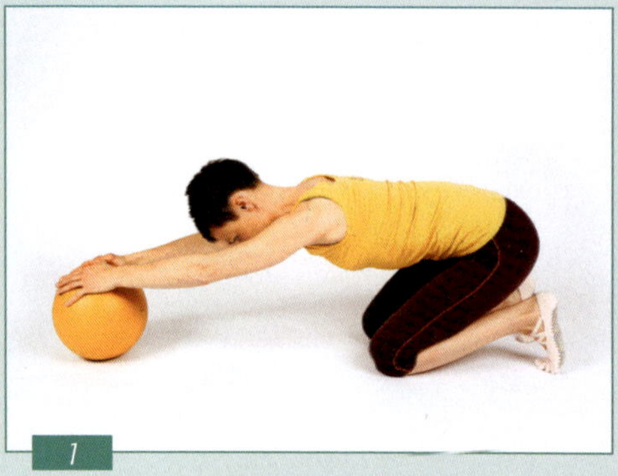

1

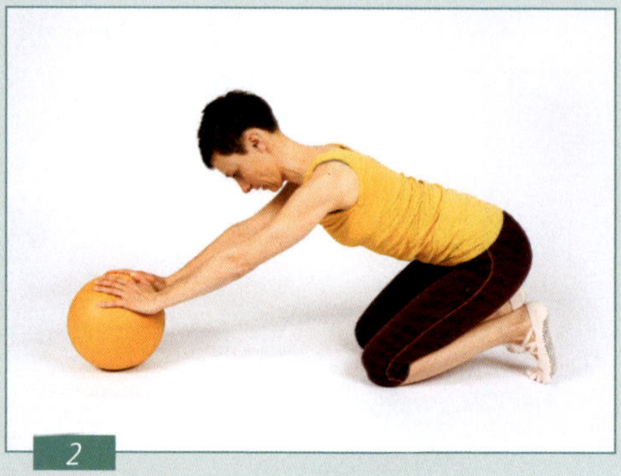

2

Beschreibung: Komme auf deine Knie bei aufgestellten Fußballen und gestrecktem Rücken. Deine Arme reichen weit nach vorne und umfassen einen ausreichend großen Medizinball (Bild 1, alternativ einen großen Basketball oder Volleyball, Pezziball). Atme vorbereitend ein und mache dich so lang wie möglich, dein Scheitel zieht in Richtung des Balls, deine Sitzknochen in die Gegenrichtung. Ausatmend rolle deinen Ball auf dich zu. Da du „dich nicht runden kannst", hebe dein Brustbein an und deine Schulterblätter gleiten den Rücken hinab (Bild 2). Einatmend rolle den Ball vorwärts und ziehe dich genussvoll selbst mit in die Länge.

Imagination: Du hast einen Besenstiel verschluckt und kannst dich nicht runden.

Dauer: 6–8-mal vor- und zurückrollen.

Wirkung: Streckung der Brustwirbelsäule, Kräftigung der Rückenmuskulatur, Arbeit der schulterblattsenkenden Muskulatur, Länge und Aufrichtung gewinnen.

Geräte: Medizinball.

„Die Sphinx": Beginne in der Bauchlage, lang abgelegt, deine Arme stützen mittig auf Höhe der Brustwirbelsäule, dein Nacken ist lang (Bild 3). Atme vorbereitend ein, mit der nachfolgenden Ausatmung hebe Kopf, Kehlkopf und Brustbein über die Länge leicht nach oben an (Bild 4), ohne dass dein unterer Rücken sich weiter verkürzt. Einatmend lege dich ab, ausatmend wiederhole den Bewegungsablauf.

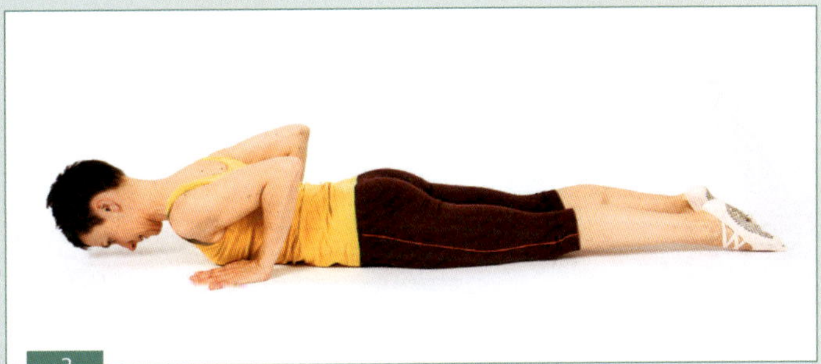

3

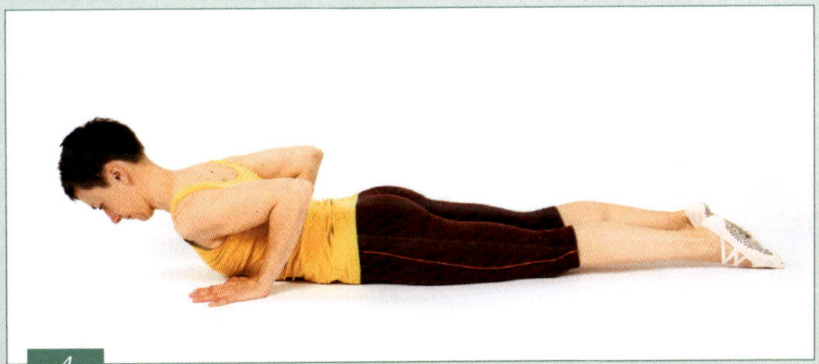

4

Variante

11. Cheerleader

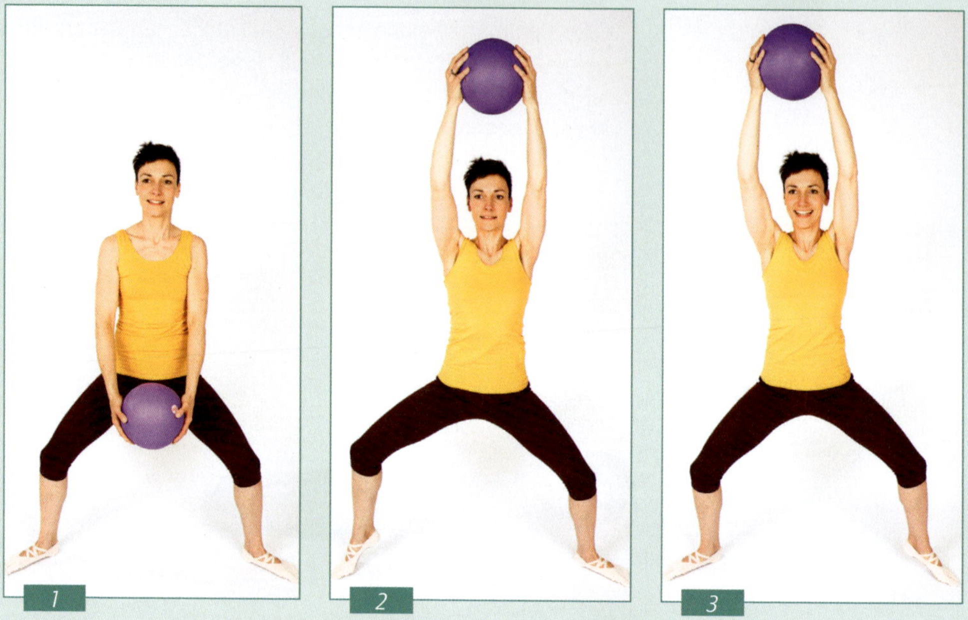

Beschreibung: Starte im Stand mit einem großen Ausfallschritt, deine Fußspitzen zeigen nach außen. Deine Wirbelsäule ist aufrecht, du hältst einen Medizinball (alternativ ein kleineres Gewicht) in deinen Händen (Bild 1). Mit der nächsten Ausatmung hebe zeitgleich beide Arme an, während deine rechte Ferse sich vom Boden abhebt (Bild 2). Setze einatmend deine Ferse ab, während deine Arme sich senken. Ausatmend hebe zeitgleich beide Arme an, während deine linke Ferse sich vom Boden abhebt (Bild 3).

Imagination: Du transportierst einen Cheerleader-„Pompom" nach oben.

Dauer: 5-mal die Fersen und die Arme heben je Seite.

Wirkung: Kräftigung der Sprunggelenkmuskulatur, Sturzprophylaxe.

Gerät: Medizinball.

Variante

Du startest die Übung bereits aus dem Ballenstand; beide Fersen sind angehoben (Bild 4). Du balancierst auf dem Vorfuß, während du zeitgleich langsam und kontrolliert deine Arme mit dem Ball anhebst (Bild 5).

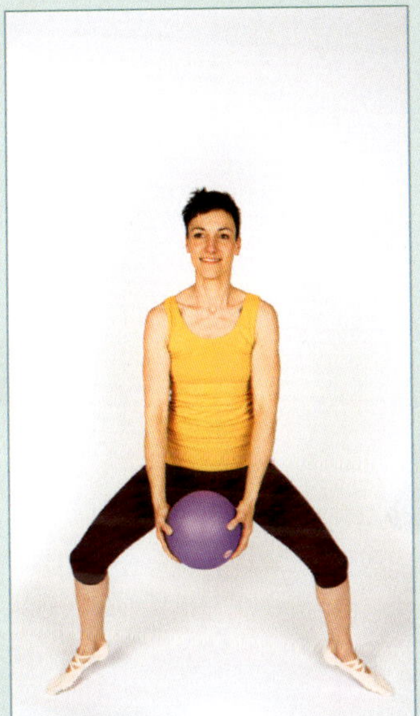

4

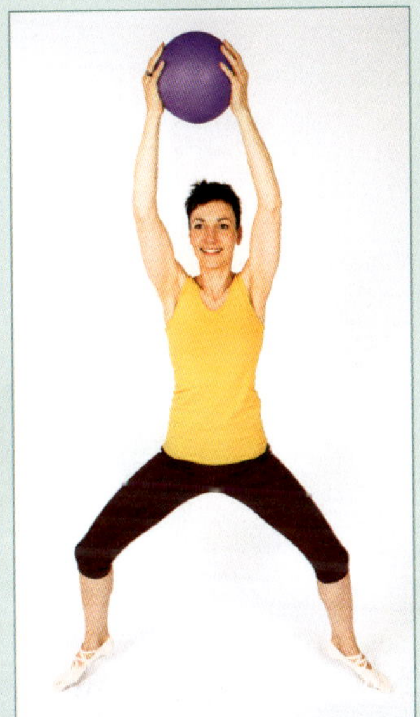

5

12. Der abgeschossene Pfeil

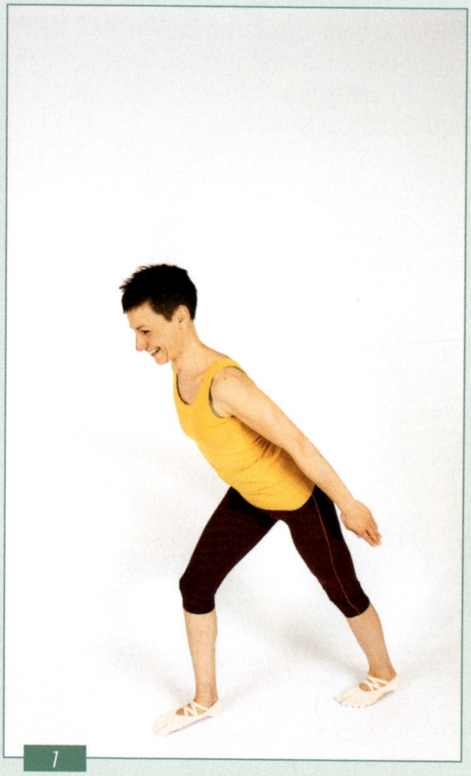

1

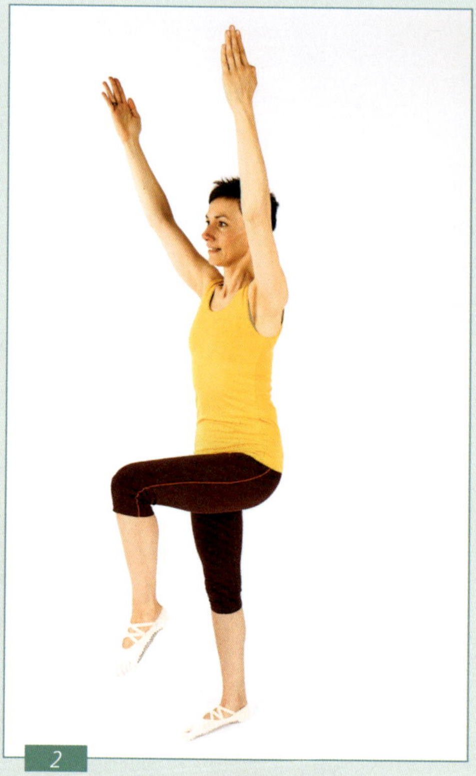

2

Beschreibung: Starte aus dem Stand in einen Ausfallschritt. Dein rechtes Bein steht im Knie gebeugt vorn, das linke Bein ist hüftschmal und parallel nach hinten aufgesetzt, die Ferse ist am Boden. Beide Arme führe gestreckt hinter dich und lehne deinen Oberkörper nach vorne (Bild 1). Atme vorbereitend ein, mit der Ausatmung verlagere das Gewicht auf das vordere Bein, richte deinen Oberkörper auf und strecke deine Arme zur Decke, dein linkes Knie winkelt sich an (Bild 2). Setze das linke Bein zurück. Wiederhole den Bewegungsablauf.

Imagination: Du saust wie ein abgeschossener Pfeil durch die Luft.

Dauer: 5-mal rechts und 5-mal links ausführen.

Wirkung: Einüben des Einbeinstands, Sprungelenk- und Kniekräftigung. Wahrnehmung im Raum, Fallschutzschulung.

Variante und Steigerung

Nutze einen Medizinball in deinen Händen und starte aus dem schräg nach vorne gelehnten Ausfallschritt (Bild 3) in den aufrechten Stand, indem du die zunächst angewinkelten Arme nach vorne ausstreckst (Bild 4).

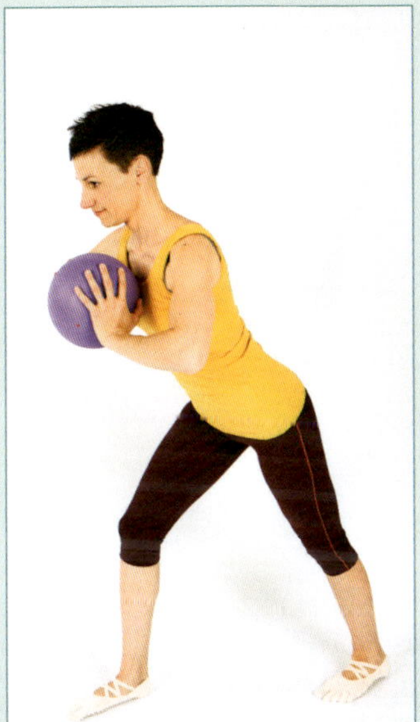

3

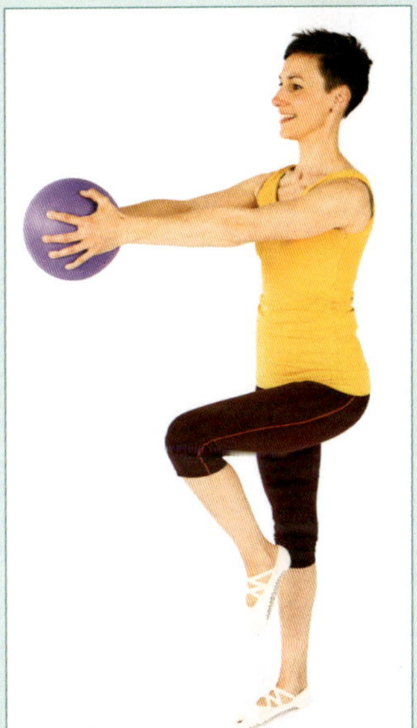

4

13. Schwungvolles Pendeln

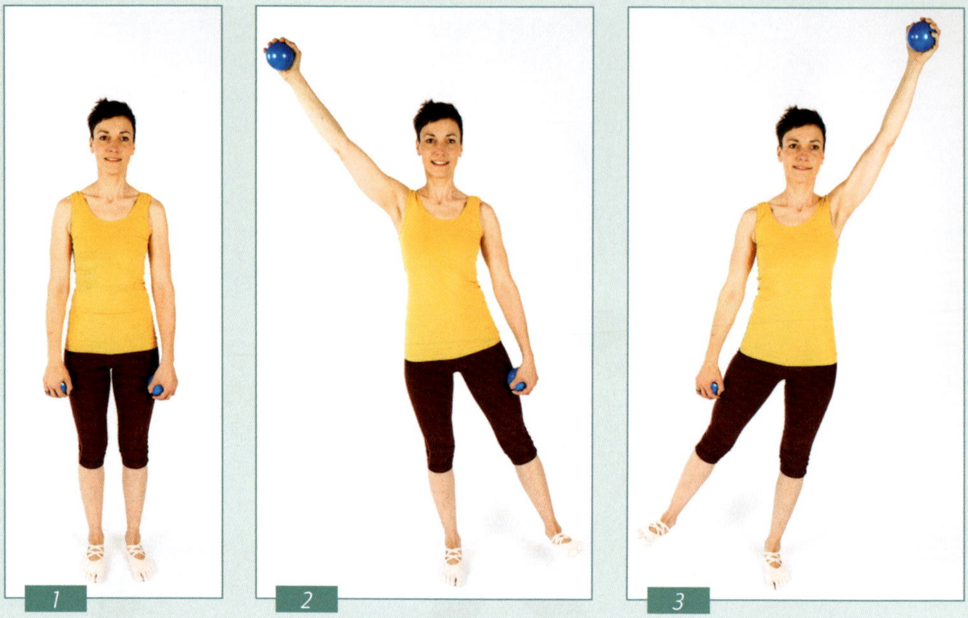

Beschreibung: Du stehst aufrecht und parallel, in jeder Hand befindet sich ein Gewicht (Toningball à 500 Gramm) (Bild 1). Atme vorbereitend ein, mit der Ausatmung verlagere dein Körpergewicht auf das rechte Bein, während das linke Bein seitwärts anhebt, ebenso wie der rechte Arm samt Gewicht (Bild 2). Gelange einatmend zurück, indem du Arm und Bein senkst und dich stark auf beiden Beinen postierst (Bild 1). Ausatmend verlagere dein Körpergewicht auf die linke Beinseite und hebe das rechte Bein seitwärts an, sowie den linken Arm in Richtung deines Kopfs (Bild 3).

Imagination: Der Boden unter dir ist sehr heiß, sodass du immer wieder das Gewicht (davon weg) verlagern möchtest.

Dauer: 5-7 Pendelbewegungen zu jeder Seite ausführen.

Wirkung: Balanceschulung, Einüben des Einbeinstands, Gewichtsübernahme und -verlagerung. Kräftigung der Beinkette.

Geräte: Toningbälle.

14. Das fliegende Schwert

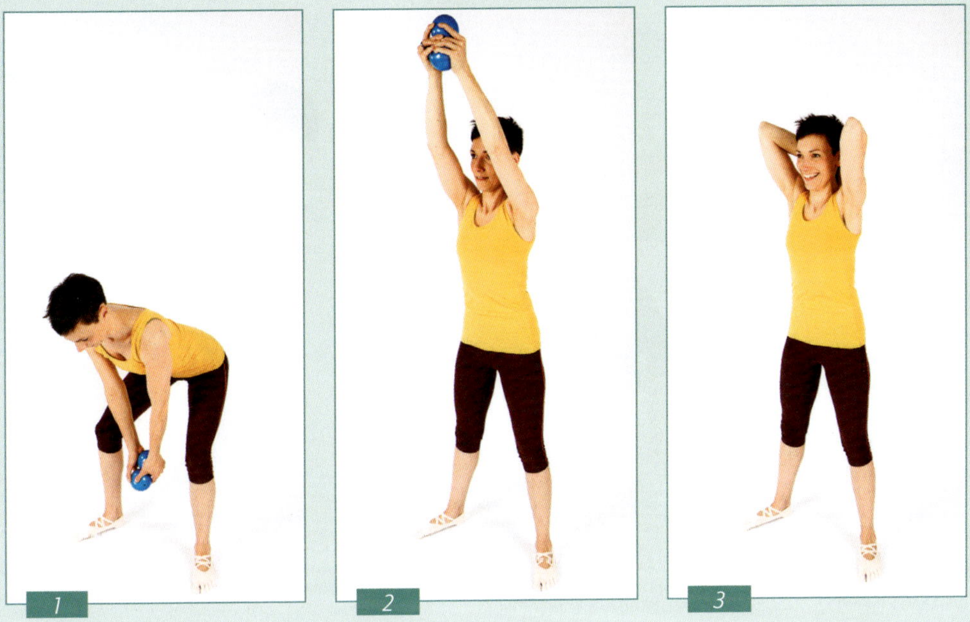

1 2 3

Beschreibung: Starte mit geradem Rücken aus einer tiefen Knie-Hüft-Beuge. Deine Gewichte befinden sich in deinen Händen, du streckst die Arme lang aus (Bild 1). Atme vorbereitend ein und strecke dann mit aktivierter Bauchspannung deine Arme nach oben aus. Einatmend beuge deine Ellbogen federnd, ausatmend strecke dich erneut aus deiner starken Rücken- und Bauchmuskulatur.

Imagination: Stelle dir vor, du ziehst ein großes Stahlschwert aus dem Erdboden und schwingst es über deinen Kopf.

Dauer: Wiederhole die Ellbogenbeugung und -streckung 6–8-mal.

Wirkung: Gut zur Kräftigung der Ellbogenbeuger und -strecker, Trizepsaktivierung, Schultergürtelstärkung, Streckung des Rückens und Atemtraining, Aktivierung der Rükenmuskulatur.

Geräte: Toningbälle.

15. Der wippende Scheibenwischer

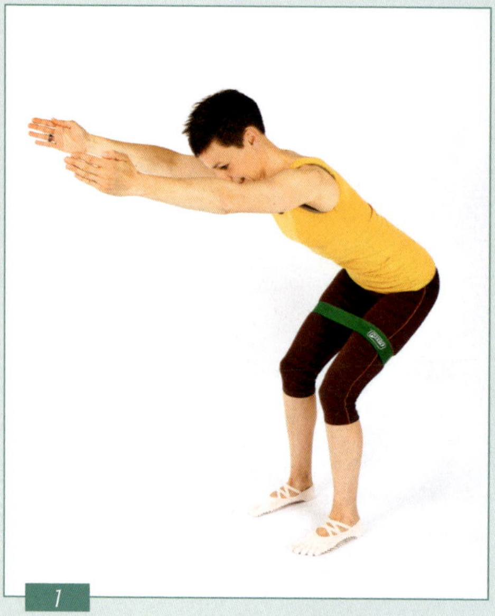

1

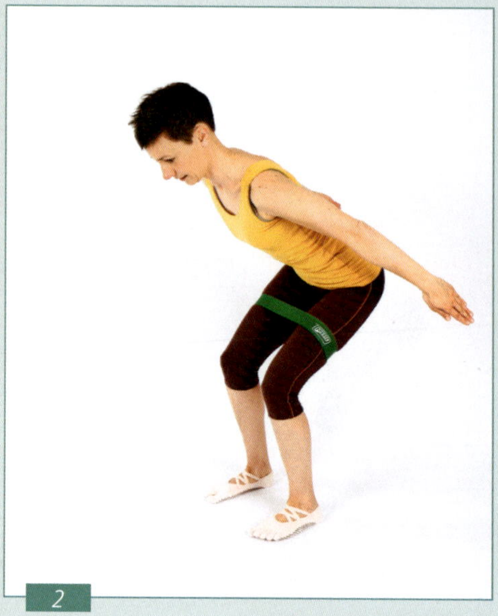

2

Beschreibung: Du startest in halb vorgelehnter Knie-Hüft-Beuge mit langem Rücken. Deine Arme strecke neben dem Körper aus, um deine Oberschenkel ist ein Fitness-„Loop" geschlungen (Bild 2). Atme vorbereitend ein und führe mit langem Rücken deine gestreckten Arme in Richtung Kopf (Bild 1), während du deine Kniebeuge gleichzeitig vertiefst.

Imagination: Deine Arme wischen exakt und großspurig wie Scheibenwischer über eine Scheibe.

Dauer: 7–10 Wischbewegungen ausführen.

Wirkung: Kräftigung der Rückenmuskulatur und der wirbelsäulennahen Muskulatur. Aktivierung und Ausrichtung der Schulterblattmuskulatur.

Geräte: Fitness-„Loop".

Du kraulst mit deinen Armen vorwärts und rückwärts (Bild 3).

Variante

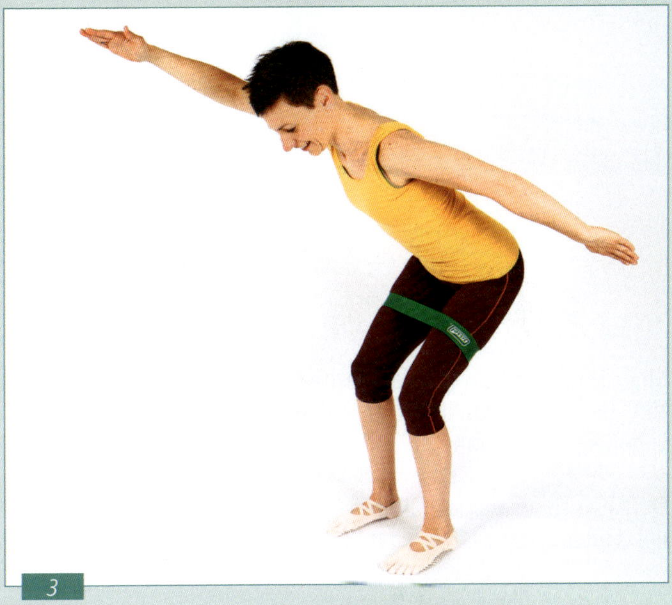

3

Anhang

1 Dank

Mein Dank geht an meine Klienten. Sie sind tägliche Inspiration. Für sie möchte ich Dinge zum Besseren verändern und aufzeigen, wie sehr regelmäßiges, hochwertiges Training das Leben verändern kann.

Danke auch an meine wunderbare Familie für Unterstützung, Ermutigung und Vor- und Nachmittage auf Spielplätzen, damit ich schreiben konnte.

Zudem danke ich meinen Sponsoren Sissel Deutschland für das zur Verfügungstellen der passenden Übungsgeräte und Hungry Hippies für die Sportkleidung.

2 Die Autorin

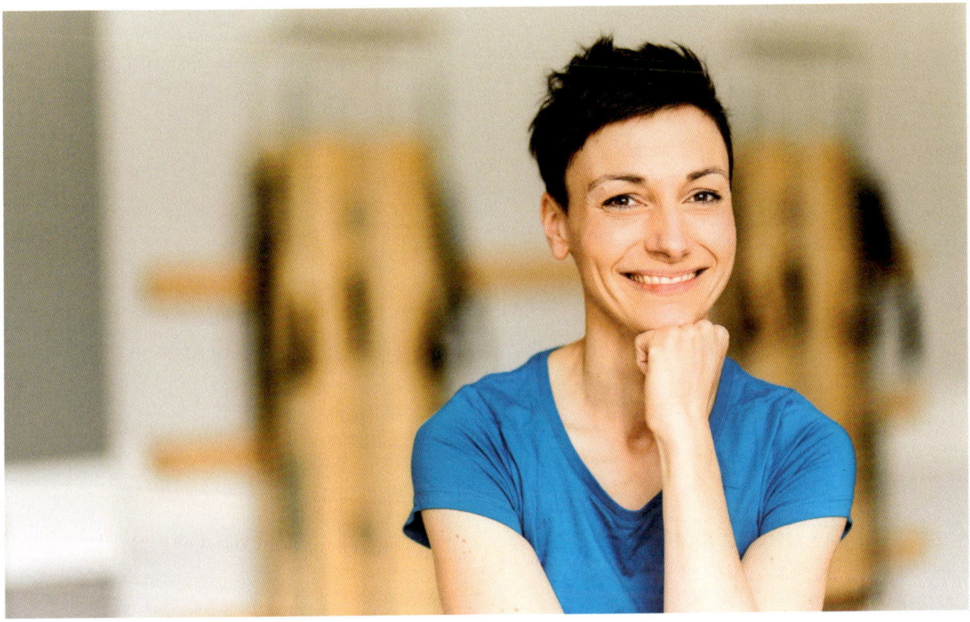

Kristina Dietrich ist studierte Landschaftsplanerin und -architektin und hält einen Master of Science in International Area Studies. Nach ihrer Tanzausbildung entdeckte sie 2005 Pilates für sich und ihre Beschwerden. Seither liebt und lebt Kristina Dietrich die Pilates-Methode und brennt für ganzheitliche Body-und-Mind-Arbeit.

Nach zahlreichen Aus- und Weiterbildungen im Pilates-Bereich und ganzheitlicher Körperarbeit unter anderem in Fascial Fitness, Barre Workout, Osteoporose und allen Pilates-Geräten betreibt sie seit 2015 ihr Studio DIE PILATISTEN in Leipzigs Stadtzentrum. Als Referentin und Expertin ist sie regelmäßig für die ARD, Focus online, FitforFun und den MDR als Autorin sowie im TV und auf Veranstaltungen unterwegs.

Als Studierende der Osteopathie und Heilpraxis ergänzt Kristina ihr Know-how stetig. Seit 2020 ist sie als Vizepräsidentin des Deutschen Pilates Verbands e.V. tätig. Kristina Dietrichs Arbeit ist geprägt durch integrative und ganzheitliche Körperarbeit, die den ganzen Menschen und dessen individuelle Besonderheiten stets im Blick hat. Im Sommer 2023 gründete sie mit Stefanie Rahn zusammen „The Pilates Community" und bildet die zertifizierten Pilatestrainer:innen von morgen aus.

3 Ergänzendes Material

Videoübungsreihen

Neben der kostenfreien Warm up-Reihe können Buchleser mit dem Code „BuchPilates23" die drei weiteren Workouts vergünstigt nutzen.

Eigener Online-Kurs

HIER GEHT ES ZU
DEN WORKOUTS

Zu aktuellen Osteoporose-Kursangeboten von DIE PILATISTEN informiere dich bitte via www.pilatisten.de.

4 Links und Empfehlungen

Organisationen/Vereine

Netzwerk-Osteoporose e. V.: www.netzwerk-osteoporose.de/

Bundesselbsthilfeverband für Osteoporose e. V. (BfO): www.osteoporose-deutschland.de/

International Osteoporosis Foundation: www.osteoporosis.foundation/

Bewegung

Kristina Dietrich. Studio Die Pilatisten. Die Pilatisten. Deine Ausrichtungszentrale.

Roßplatz 11-12, 04103 Leipzig.

Telefon: 03 41 / 24 97 51 81, E-Mail: office@pilatisten.de I Web: www.pilatisten.de

Ernährung

Susann Otto: Praxis Ernährungsblick Leipzig https://ernaehrungsblick.de/

5 Literaturverzeichnis

Deutschsprachige Bücher

Bartl, R. (2021). *Osteoporose. Prävention, Diagnostik, Therapie* (4. Aufl.). Stuttgart: Thieme.

Bartl, R. & Bartl, C. (2021). *Das Osteoporose Manual. Biologie, Diagnostik, Prävention und Therapie.* München: Springer.

Dieterich, J. (2019). *Ätiologie, Diagnostik und Therapie der Osteoporose bei jungen Erwachsenen.* Dissertationsschrift zur Erlangung eines doctor medicinae der Medizinischen Fakultät Carl Gustav Carus der technischen Universität Dresden. Chemnitz.

Graefe, J. (2019). *Denosumab bei postmenopausaler und Aromataseinhibitor-induzierter Osteoporose-Ergebnisse aus der Praxis eines osteologischen Zentrums.*

Schünke, M., Schulte, E. & Schumacher, U. (2014). *Prometheus. LernAtlas der Anatomie. Allgemeine Anatomie und Bewegungssystem.* Thieme Verlag.

Zalpour, Chr. (Hrsg.). (2002). *Anatomie – Physiologie für die Physiotherapie* (1. Auflage). Elsevier Verlag.

Zeitschriften

Bartl, R. (2021). Osteoporose besiegen und mobil bleiben – lebenslang. *Osteoporose. Das Gesundheitsmagazin, 2*, 4-8.

Beglinger, Chr. (2006). Osteoporose bei chronisch-entzündlichen Darmkrankheiten (M. Crohn, Colitis ulcerosa) *Tellmed.ch – Das Portal für Ärztinnen und Ärzte.* Online unter: https://www.tellmed.ch/tellmed/Fachliteratur/Medizin_Spektrum/Osteoporose_bei_chronisch_entzuendlichen_Darmkrankheiten.php [Abruf am 4.5.2022].

Bundesselbsthilfeverband für Osteoporose e.V. (BfO) (2013). *Osteoporose und medikamentöse Therapie. Informationen für Betroffene und Interessierte.* Düsseldorf. (Neuauflage Web 2019).

Gality, P. & Bauer, V. (2021). Knochenschwund durch Zöliakie. *DZG AKTUELL, 01*, Online unter: https://www.dzg-online.de/system/files/2022-02/2021_1_Knochenschwund%20durch%20Z%C3%B6liakie.pdf [Abruf am 1.6.2022].

Ketteler, M. (2021). Knochen und Nierenkrankheiten. Osteoporose. *Das Gesundheitsmagazin, 1*, 4-7.

Kunter, H. (2021). Osteoporose – die unterschätzte Krankheit. *Praxis Report: Koordinierte Post-Fraktur-Versorgung bei Osteoporose, 3*, 1-12.

Praxis Report (2021). *Koordinierte Post-Fraktur-Versorgung bei Osteoporose.* 1-12. Thieme Verlag.

Stengel, S. & Kemmler, W. (2021). Krafttraining kann Knochenschwund verhindern. *Osteoporose. Das Gesundheitsmagzin, 3*, 4-8.

Sonstige Veröffentlichungen

Dachverband der Deutschsprachigen Osteologischen Gesellschaften e.V. (DVO). (2017). *Prophylaxe, Diagnostik und Therapie der Osteoporose.* Langfassung. Bad Vilbel.

Herpertz-Dahlmann, B. & Müller, B. (2000). Leistungssport und Essstörungen aus kinder- und jugendpsychiatrischer Sicht. *Monatsschrift Kinderheilkunde, 148*, 462-468. https://doi.org/10.1007/s001120050575

Meier, Ch. (2012). Antiepileptika und die Gefahr von Osteoporose. *Psychiatrie & Neurologie, 4*, 19-23.

Onlinequellen

Berufsverband der Kinder- und Jugendärzte e.V. (BVKJ). (2006). *Essstörungen können Osteoporose zur Folge haben.* Online unter: https://www.kinderaerzte-im-netz.de/news-archiv/meldung/article/essstoerungen-koennen-osteoporose-zur-folge-haben/ [Abruf am 27.5.2022].

Berufsverband der Frauenärzte e.V. (BVF). (2022). *Wechseljahresbeschwerden/klimakterische Beschwerden.* Online unter: https://www.frauenaerzte-im-netz.de/koerper-sexualitaet/wechseljahre-klimakterium/wechseljahresbeschwerden-klimakterische-beschwerden/#c330 [Abruf am 18.7.022].

Bundesselbsthilfeverband für Osteoporose e.V. (BfO). (2014-2020). *Medikamente.* Online unter: https://www.osteoporose-deutschland.de/osteoporose/therapie/medikamente/ [Abruf am 28.5.2022].

Bobbert, T. & Mai, K. (2020). Osteoporose. In Medizinische Fachredaktion Pschyrembel (Hrsg.), *Pschyrembel online.* Link: https://www.pschyrembel.de/ Hier der Link zu obigem Aufsatz: Link: https://www.pschyrembel.de/_/K0FXV/doc/ (Abruf 7.2.2022).

Centre for Metabolic Bone Diseases, University of Sheffield, UK (2022). *Willkommen zu FRAX.* Onlineabruf unter: https://www.sheffield.ac.uk/FRAX/ [01.06.2022]

DAP DeutschesApothekenPortal (2021). *Kombination von Vitamin D_3 und Vitamin K_2. Beratungsleitfaden.* Online unter: https://www.deutschesapothekenportal.de/download/public/beratungsleitfaeden/dap_beratungsleitfaden_Kombi_VitDK.pdf {Abruf am 1.6.2022].

Deutsche Menopause Gesellschaft e.V. (2020). *Menopause.* Online unter: https://www.menopause-gesellschaft.de/themen/menopause/ [Abruf am 15.4.2022].

Hadji, P., Klein, S., Gothe, H., Häussler, Th., Kless, Schmidt, T., Steinle, Th., Verheyen, F. & Linder, R. (2013). Epidemiologie der Osteoporose: Bone Evaluation Study (Sog. BEST-Studie). *Ärzteblatt, 4.* Online unter: https://www.aerzteblatt.de/archiv/134111/Epidemiologie-der-Osteoporose-Bone-Evaluation-Study [Abruf am 18.6.2022].

International Osteoporosis Foundation (2020). *Strong bones make stronger women. Patient leaflet.* Nyon, Schweiz.

Kompetenznetz Darmerkrankungen e.V. (o. J.). *Morbus Crohn: Ursachen, Symptome, Therapie.* Online unter: https://www.kompetenznetz-darmerkrankungen.de/morbus-crohn [Abruf am 26.7.2022].

Krestan, C. & Gruber, M. (2013). Quantitative Computertomographie (QCT). *Journal für Mineralstoffwechsel und muskuloskelettale Erkrankungen, 20* (2), 59-65.

Muschitz, Ch., Kautzky-Willer, A., Rauner, M., Winhöfer-Stöckl, Y. & Haschka, J. (2019). Diagnose und Management der Osteoporose bei Diabetes mellitus (Update 2019). Gemeinsame Leitlinie der Österreichischen Gesellschaft für Knochen- und Mineralstoffwechsel und der Österreichischen Diabetes Gesellschaft. *Wiener Klinische Wochenschrift, 131* [Suppl 1], S. 174-185.

SOS Fracture Alliance (2017-2021). *SOS Fracture Alliance.* Online unter: https://www.sosfracturealliance.org.au/ [Abruf am 15.3.2022].

Wissenschaftlicher Dachverband Osteologie (2017). *DVODVO-Leitlinie 2017 – Osteoporose. Kitteltaschenversion.* Online unter: https://dv-osteologie.org/uploads/Leitlinie%20 2017/DVO%20Leitlinie_Kitteltaschenversion_gesamt.pdf

Englischsprachige Literatur

Bone Health and Osteoporosis Foundation (BHOF). (2022). https://www.bonehealthandosteoporosis.org/ (Abruf am 22.01.2022).

Gunter, K., Baxter-Jones, A. D., Mirwald, R. L., Almstedt, H., Fuchs, R. K., Durski, S. & Snow, C. (2008). Impact exercise increases BMC during growth: an 8-year longitudinal study. *J Bone Miner Res., 23* (7), 986-93. doi: 10.1359/jbmr.071201. Erratum in: J Bone Miner Res. 2008 Jul; 23 (7): 1155. PMID: 18072874; PMCID: PMC2679385.

HealthinAging.org. (2022). https://www.healthinaging.org/about-us (Abruf am 22.01.2022).

International Osteoporosis Foundation (IOF). https://www.osteoporosis.foundation/

International Osteoporosis Foundation (IOF). (2022). *Epidemiology of osteoporosis and fragility fractures, 1.* Online unter: https://www.osteoporosis.foundation/facts-statistics/epidemiology-of-osteoporosis-and-fragility-fractures (Abruf am 27.4.2022).

International Osteoporosis Foundation (IOF). (2022). *Treatment, 2.* Online unter: https://www.osteoporosis.foundation/health-professionals/treatment (Abruf am 18.5.2022)

International Osteoporosis Foundation (IOF). (2019). *IOF compendium of osteoporosis* (2nd edition). Nyon - Switzerland.

International Osteoporosis Foundation (IOF). (2014). *Die Osteoporose des Mannes. Warum es einen Wandel braucht.* D140925. Nyon - Switzerland.

International Osteoporosis Foundation (IOF). (2025): *Key Statsitics for Europe. https://www.osteoporosis.foundation/facts-statistics/key-statistic-for-europe* (Abruf am 24.06.2025)
Kanis, J. (2007). *Assessment of osteoporosis at the primary health-care level. WHO Scientific Group Technical Report.* Online unter: https://www.sheffield.ac.uk/FRAX/pdfs/WHO_Technical_Report.pdf (Abruf am 15.5.2022).

Klotzbuecher, C. M. et al. (2000). Patients with prior fractures have an increased risk of future fractures: A summary of the literature and statistical synthesis. *J Bone Miner Res, 15* (4), 721-39.

Osteoporosis Canada (2022). https://osteoporosis.ca/ (Abruf am 22.01.2022).

Osteoporosis Canada (2022). *What is osteoporosis?* https://osteoporosis.ca/what-is-osteoporosis/ (Abruf am 22.01.2022).

Royal Osteoporosis Society (2020). https://theros.org.uk/

Royal Osteoporosis Society (2020). https://theros.org.uk/information-and-support/osteoporosis/scans-tests-and-results/

5 Bildnachweis

Coverfoto:	Daniel Reiche
Covergestaltung:	Daniel Reiche
Fotos Innenteil:	Daniel Reiche und Kristina Dietrich
Abbildungen Innenteil:	S. 19, 27, 32, 40, 43, 46, 50, 56, 188, 189 © Adobe Stock
	S. 38: Susann Otto – Quelle privat
	S. 51, 52, 60: Sissel, Novacare
Innenlayout:	Isabella Frangenberg
Satz:	www.satzstudio-hilger.de
Lektorat:	Dr. Irmgard Jaeger

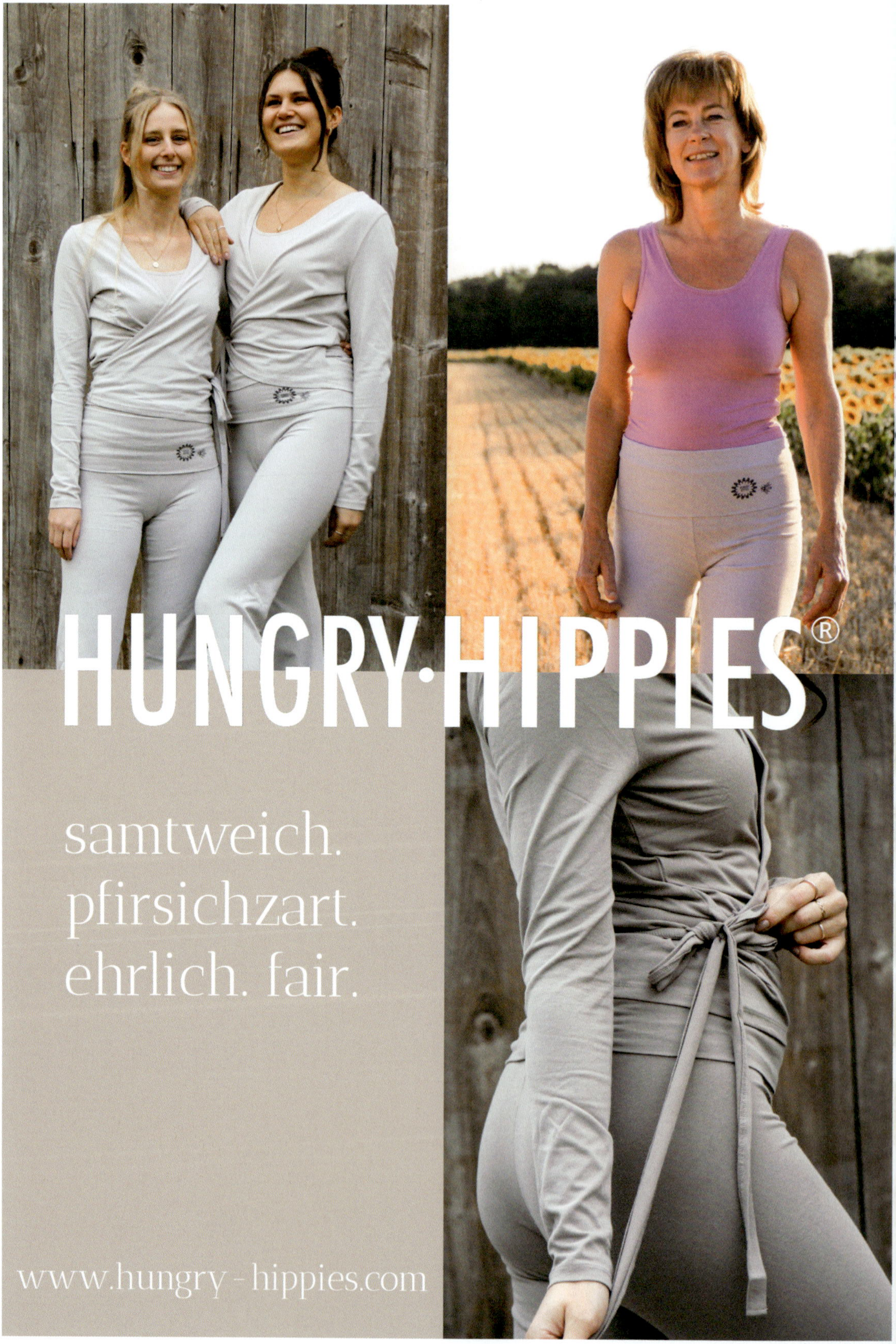
HUNGRY·HIPPIES®
samtweich.
pfirsichzart.
ehrlich. fair.
www.hungry-hippies.com

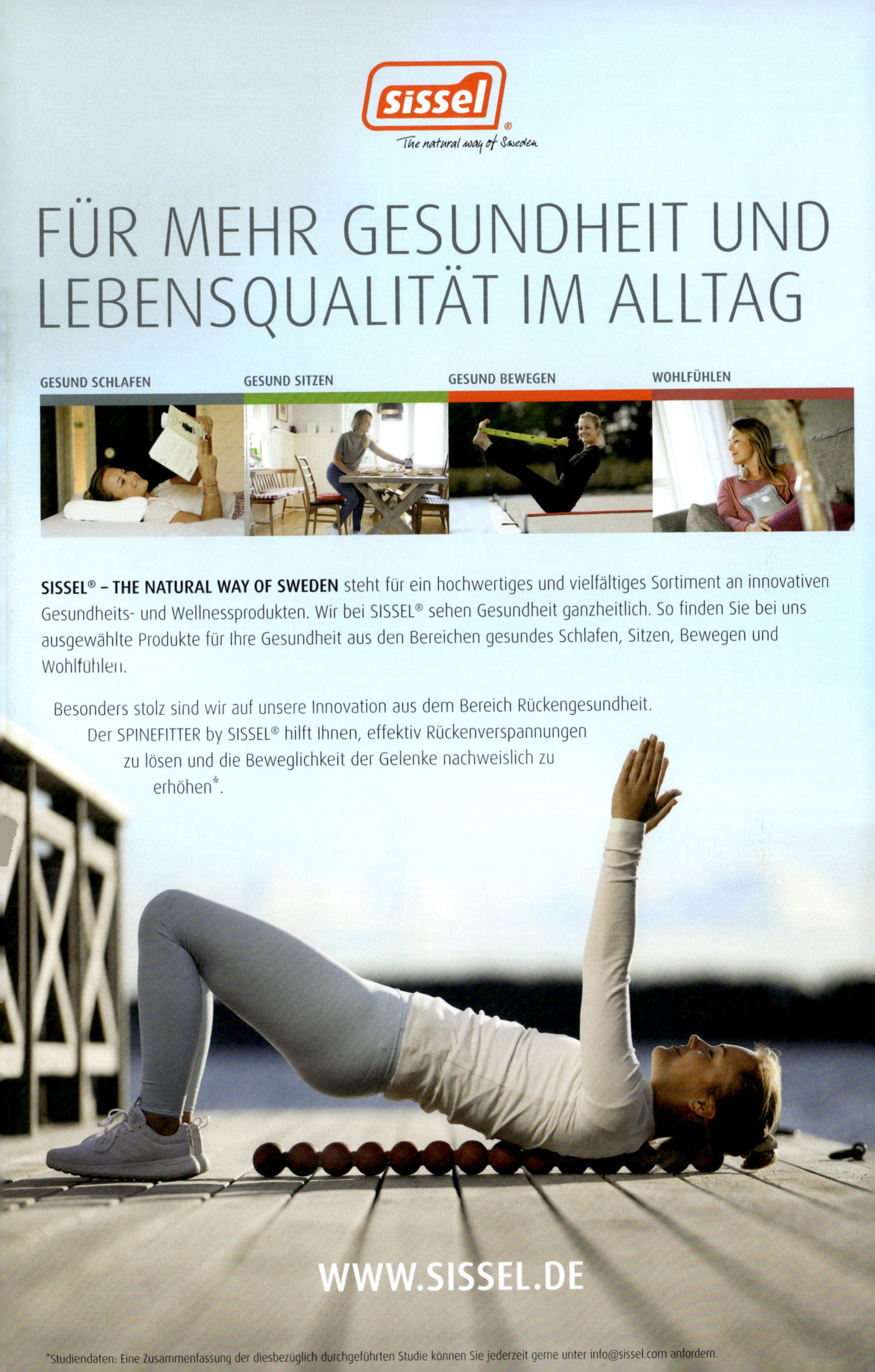
sissel®
The natural way of Sweden
FÜR MEHR GESUNDHEIT UND LEBENSQUALITÄT IM ALLTAG
GESUND SCHLAFEN
GESUND SITZEN
GESUND BEWEGEN
WOHLFÜHLEN
SISSEL® – THE NATURAL WAY OF SWEDEN steht für ein hochwertiges und vielfältiges Sortiment an innovativen Gesundheits- und Wellnessprodukten. Wir bei SISSEL® sehen Gesundheit ganzheitlich. So finden Sie bei uns ausgewählte Produkte für Ihre Gesundheit aus den Bereichen gesundes Schlafen, Sitzen, Bewegen und Wohlfühlen.
Besonders stolz sind wir auf unsere Innovation aus dem Bereich Rückengesundheit. Der SPINEFITTER by SISSEL® hilft Ihnen, effektiv Rückenverspannungen zu lösen und die Beweglichkeit der Gelenke nachweislich zu erhöhen*.
WWW.SISSEL.DE
*Studiendaten: Eine Zusammenfassung der diesbezüglich durchgeführten Studie können Sie jederzeit gerne unter info@sissel.com anfordern.

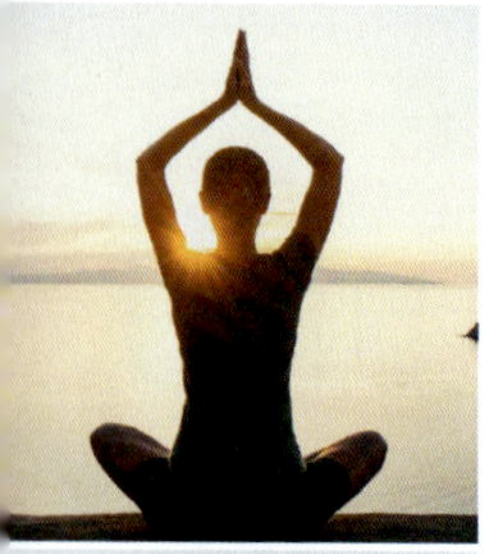

FIT UND GESUND BLEIBEN

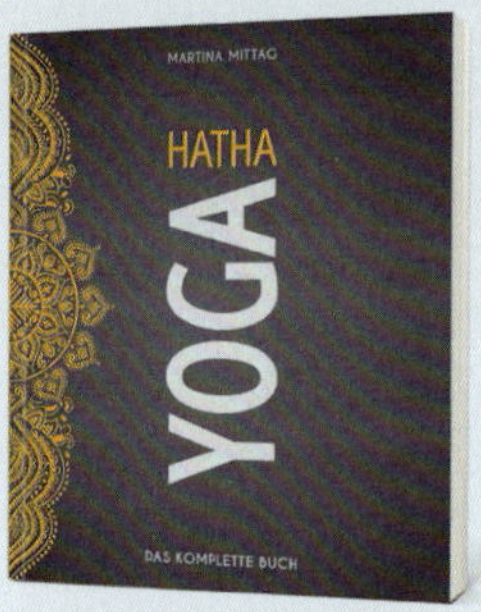

ISBN 978-3-8403-7530-9
€ [D] 34,00/[A] 35,00

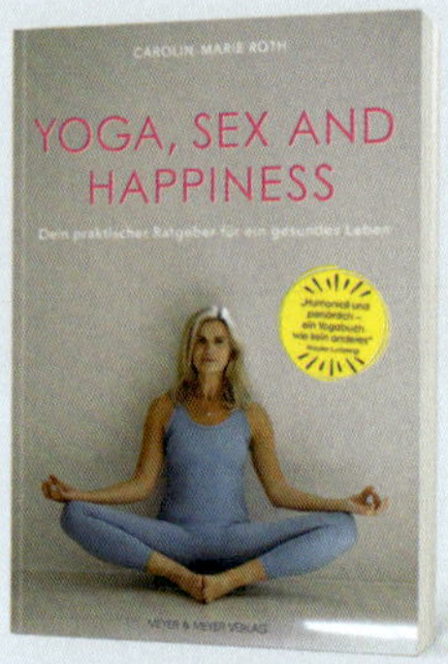

ISBN 978-3-8403-7941-3
€ [D] 28,00/[A] 28,80

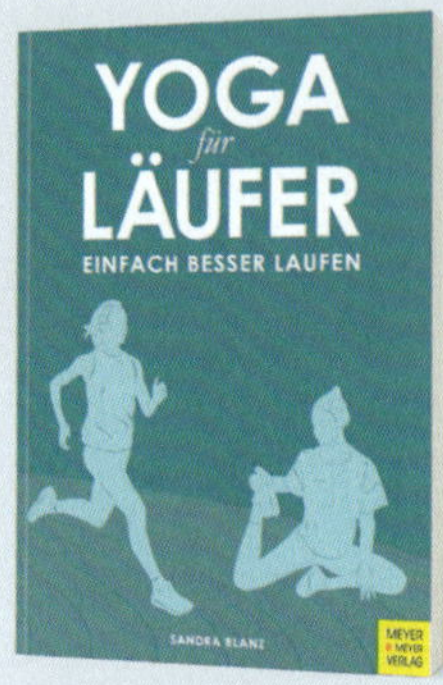

ISBN 978-3-8403-7729-7
€ [D] 22,00/[A] 22,70

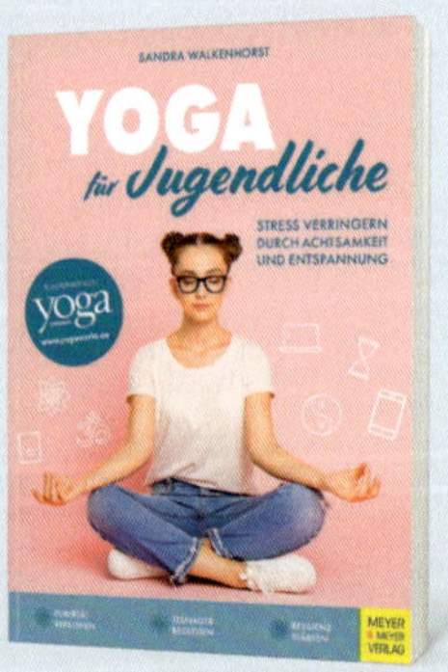

ISBN 978-3-8403-7775-4
€ [D] 20,00/[A] 20,60

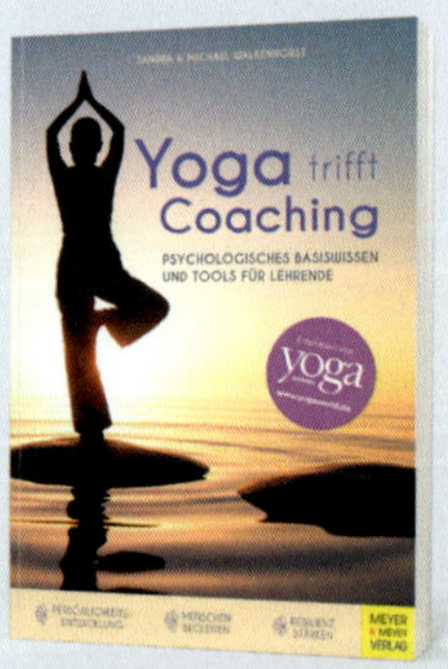

ISBN 978-3-8403-7722-8
€ [D] 28,00/[A] 28,80

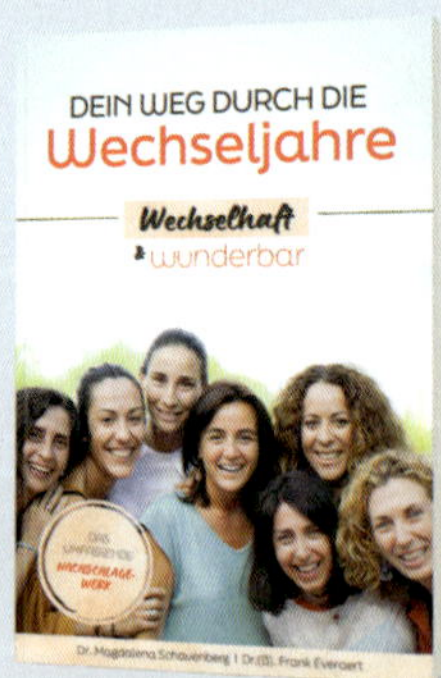

ISBN 978-3-8403-7931-4
€ [D] 39,95/[A] 41,10

* Preisänderungen vorbehalten und Preisangaben ohne Gewähr! ©Adobe Stock